U0147332

急诊医生谈
动物致伤 **200** 问

名誉主编 刘中民　王立祥

主　编 吕　军　吴　涛　方和金　陈南官

全国百佳图书出版单位
中国中医药出版社
·北　京·

图书在版编目（CIP）数据

急诊医生谈动物致伤 200 问 / 吕军等主编 . —北京：
中国中医药出版社，2022.8
ISBN 978-7-5132-7605-4

Ⅰ . ①急… Ⅱ . ①吕… Ⅲ . ①生物性损伤－急诊－
问题解答 Ⅳ . ① R646.059.7-44

中国版本图书馆 CIP 数据核字（2022）第 077263 号

中国中医药出版社出版

北京经济技术开发区科创十三街 31 号院二区 8 号楼
邮政编码   100176
传真   010-64405721
河北品睿印刷有限公司印刷
各地新华书店经销

开本 880 × 1230   1/32   印张 7.75   彩插 0.25   字数 142 千字
2022 年 8 月第 1 版   2022 年 8 月第 1 次印刷
书号   ISBN 978 - 7 - 5132 - 7605 - 4

定价 48.00 元
网址   www.cptcm.com

服 务 热 线   010-64405510
购 书 热 线   010-89535836
维 权 打 假   010-64405753

微信服务号   zgzyycbs
微商城网址   https://kdt.im/LIdUGr
官 方 微 博   http://e.weibo.com/cptcm
天猫旗舰店网址   https://zgzyycbs.tmall.com

如有印装质量问题请与本社出版部联系（010-64405510）

何长街　广东省东莞市长安医院急诊科

呼　啸　武警广东省总队保障部卫生处

姜植耀　武警广东省总队医院急诊医学科

赖　幸　广州市海珠区南华西街社区卫生服务中心全科
　　　　医学科

雷　军　广州市花都区第二人民医院急诊科

李大川　武警广东省总队医院急诊医学科

廖　威　武警广东省总队医院急诊医学科

廖茂祥　武警广东省总队医院急诊医学科

林　震　武警广东省总队医院急诊医学科

刘　斌　南方医科大学珠江医院急诊科

刘　晗　武警广东省总队医院急诊医学科

罗　毅　鸿福霖（广州）养老院有限公司

罗阳碧玉　汕头大学广州华新骨科医院急诊医学科

吕汶峰　武警广东省总队医院急诊医学科

牛海峰　吉林省人民医院急诊科

尚梦亭　武警广东省总队医院护理部

石尚艳　中山大学附属第七医院胸外科

苏振国　广州市海珠区中医医院急诊科

田宗亮　广州市天河区中医医院急诊科

王道平　武警广东省总队医院急诊医学科

夏　君　广州市天河区疾控中心

邢帮荣　中山大学附属第三医院急诊医学科

杨　溢　武警广东省总队医院高干科

姚海燕　武警广东省总队医院急诊医学科

余国梁　武警广东省总队医院急诊医学科

曾海燕　武警广东省总队医院急诊医学科

曾育辉　广东药科大学附属第一医院急诊科

张　慧　武警广东省总队医院急诊医学科

张达理　武警广东省总队医院急诊医学科

秘　书

连晓琳　武警广东省总队医院急诊医学科

名誉主编

刘中民，同济大学灾难医学研究院院长，同济大学东方医院名誉院长，博士研究生导师，俄罗斯工程院外籍院士，国家工信部、卫健委 5G+ 心脏猝死防治救系统建设试点项目专家，国家健康科普专家。任中国医师协会心血管外科医师分会主任委员，中华医学会第一届灾难医学分会主任委员，中华预防医学会灾难预防医学分会主任委员等职。

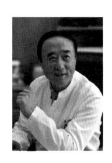

王立祥，解放军总医院第三医学中心原急诊科主任，教授，博士研究生导师，国家健康科普专家，全军医学科技"十二五"心肺复苏重点项目首席专家，国家工信部、卫健委 5G+ 心脏猝死防治救系统建设试点项目首席专家。任中国研究型医院学会心肺复苏学专业委员会主任委员，中华医学会第十届科学普及分会主任委员，中国健康管理协会健康文化委员会主任委员等职。

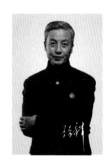

自序

随着社会的发展，人们生活习惯的改变，动物和人已经密不可分，而动物致伤也因此屡见不鲜。动物致伤包括犬、蛇、鼠、蜜蜂、蚂蚁等致伤，而狂犬咬伤是现代社会最为常见的动物致伤，由此引发的狂犬病更需引起人们的重视。我们接诊了很多被动物咬伤的公民，第一时间他们不知道怎么做，第一时间他们不知道在哪里可以打疫苗，第一时间他们不知道狂犬病的严重性，同样第一时间他们不知道狂犬病的死亡率有多高。

急诊科是处理狂犬病的第一前沿阵地，急诊医生在临床接诊当中发现很多与之相关的内容，尤其是针对普通老百姓而言需要科普的，为此我们组织了急诊领域的专家编写了这本《急诊医生谈动物致伤200问》。全书一共分9个章节进行阐述，希望能给老百姓和医院急诊科以外的人员一个学习平台，让我们的公民掌握狂犬病的预防和动物致伤的救治。该书还适用于各地基层狂犬病预防门诊医生参考使用，希望能帮助他们解决实际工作中遇到的常见问题。

吕 军

2022 年 3 月

编写说明

我国是世界上狂犬病流行比较严重的国家。我国的狂犬病大部分发生在农村。每年我国因狂犬病死亡人数高居各类法定传染病致死报告前三位。

狂犬病可防可控，加强对犬类的免疫管理，加强人暴露后的规范化处置，可控制人狂犬病的发生，可控制犬间狂犬病的流行。

为提高人暴露后规范化处置率和处置水平，满足基层专业人士的需要，基层狂犬病预防门诊、急诊专业人员亟需一部知识全面、便于查阅的手册。在对300家市、区/县级狂犬病预防门诊调研访谈的基础上，我们组织专家参照《狂犬病暴露预防处置工作规范（2009年版）》与《狂犬病预防控制技术指南（2016版）》，形成了以"疫苗概述""狂犬病基础知识""狂犬病暴露前预防""狂犬病暴露后处置"和"动物致伤其他相关问题解答""动物致伤制度和政策法规"等框架为主的《急诊医生谈动物致伤200问》手册。

《急诊医生谈动物致伤200问》以一问一答形式展现，供各地基层狂犬病预防门诊医生、急诊医生参考使用，希望能有助于他们解决实际工作中遇到的常见和棘手问题。因为编写时间和编者水平的限制，本手册难免有疏漏之处，望广大专业人员提出宝贵的意见和建议，以便进一步完善。

在此，感谢编写委员会各位专家的辛勤付出，感谢朋友所给予的支持。

《急诊医生谈动物致伤 200 问》编委会

2022 年 3 月

为方便读者阅读，手机扫描下方二维码，可了解"动物致伤制度和政策法规"（本书第九章）及"常见动物致伤诊疗规范（2021 年版）"等相关内容。

目录

第一章　疫苗概述

第二章　狂犬病基础知识

第三章　狂犬病暴露前预防

第四章　狂犬病暴露后处置

第六章　动物致伤后过敏性休克、心脏骤停的急救

第七章　动物致伤常见问题

第八章　动物致伤科普知识

第九章　动物致伤制度和政策法规

疫苗概述

1. 什么是疫苗

疫苗是指用各类病原微生物制作的用于预防接种的生物制品。疫苗是将病原微生物及其代谢产物，经过人工灭毒、灭活和利用转基因等方法制成的用于预防传染病的制剂。[①]

2. 狂犬病疫苗发展历史

1882 年，法国微生物学家路易斯·巴斯德开始研制狂犬病疫苗。1885 年，路易斯·巴斯德对一名被疯犬咬伤的患者进行了暴露后处置，这是被咬伤的患者第一次采用疫苗来治疗，对人类预防狂犬病具有划时代的意义。[②]就是从这时候开始，世界狂犬病疫苗在救人与防疫的路上不断改良，换代，进化。

① 曹雪涛.医学免疫学［M］.七版，北京：人民卫生出版社.

② Boury N. Recommended: Rabid: A Cultural History of the World's Most Diabolical Virus[J]. J Microbiol Biol Educ, 2013, 14(1): 139-140.

3. 狂犬病疫苗现状

我国的狂犬病疫苗经历了早期的神经组织狂犬病疫苗、原代地鼠肾细胞狂犬病疫苗、Vero 细胞狂犬病疫苗。2014 年，经过成都康华生物多年的研发，其生产的人二倍体细胞狂犬病疫苗被批准上市，是目前唯一一家国产上市的人二倍体细胞狂犬病疫苗。人二倍体细胞狂犬病疫苗是被 WHO 认可的"金标准"狂犬病疫苗。我国的狂犬病疫苗也从"动物源"迈进了"人源"时代。每一个新产品的上市，都是技术的进步，都是以"更快的抗体产生速度""更高的安全性""更强的免疫效果"为目标的一次跨越。

4. 什么是免疫应答

免疫应答是指机体受抗原刺激后，免疫细胞对抗原分子识别、活化、增殖和分化，产生免疫物质发生特异性免疫效应的过程。包括了抗原递呈、淋巴细胞活化、免疫分子形成及免疫效应发生等一系列的生理反应。[①]

———————————

① 曹雪涛.医学免疫学［M］.七版.北京：人民卫生出版社.

5. 人工主动免疫的概念

人工主动免疫是将疫苗或类毒素接种于人体，使机体产生获得性免疫力的一种防治微生物感染的措施，主要用于预防，这就是通常所说的"打预防针"。

6. 人工被动免疫的概念

人工被动免疫（artificial passive immunization）是将含特异性抗体的血清或细胞因子等制剂注入人体，使机体被动地获得特异性免疫力而受到保护。由于这些免疫物质并非由被接种者自己产生，缺乏主动补给的来源，因而接种后免疫效果维持时间短暂，一般约 2～3 周。主要用于疫情发生时的紧急预防或治疗。

7. 现阶段中国批准上市的人用狂犬病疫苗种类

现阶段中国批准上市的人用狂犬病疫苗共 4 种类型，具体如下：

疫苗名称	培养基质	疫苗株
原代鸡胚纯化疫苗	原代鸡胚成纤维细胞	Flury-LEP 株
原代地鼠肾细胞纯化疫苗	原代地鼠肾细胞	aG 株
Vero 细胞纯化疫苗	传代 Vero 细胞	PV、CTN 和 aG 株
人二倍体细胞疫苗	MRC-5 细胞	PM 株

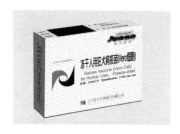 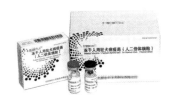

图 1　vero 细胞疫苗　　　　图 2　人二倍体细胞疫苗

8. 什么是免疫力

免疫力（即免疫功能）是人体自身的防御机制，是人体识别和消灭外来侵入的任何异物（抗原）及体内突变或衰老细胞，维持机体内环境稳定的功能总称。[①]

---

① 曹雪涛.医学免疫学［M］.七版.北京：人民卫生出版社.

9. 疫苗注射后的一般反应有哪些

疫苗注射后一般反应：常见发热、头痛、头晕、乏力、全身不适、恶心、呕吐、腹泻等；局部红肿、局部硬结、接种部位疼痛等。

10. 注射疫苗后的异常反应有哪些

注射疫苗后异常反应：无菌性脓肿、热性惊厥、过敏反应、多发性神经炎、臂丛神经炎、脑炎和脑膜炎、脑病、癫痫等。

11. 注射疫苗后的偶合反应是什么

疫苗偶合反应是指受种者在接种时正处于某种疾病的潜伏期或者前驱期，接种后偶合发病，它与预防接种无因果关系，纯属巧合，即不论接种与否，这种疾病都必将发生。

狂犬病基础知识

12. 世界卫生组织（WHO）的狂犬病定义

临床病例具有急性神经性综合征（如脑炎），主要表现为功能亢奋（如狂躁型狂犬病）或者麻痹综合征（如麻痹型狂犬病），如果没有重症监护支持，患者通常会在首发症状出现后 7～11 天内进行性发展为昏迷和死亡，常见死因为呼吸循环衰竭。

13. 狂犬病毒是什么模样，对外界环境的抵抗力如何

狂犬病毒是引起狂犬病的病原体，属于单股负链 RNA 病毒目（Mononegavirales）、弹状病毒科（Rhabdoviridae）、狂犬病毒属（Lyssavirus），在电子显微镜下其形状像子弹头。与其他病毒一样，狂犬病毒耐低温，可在 -80℃的条件下保存数年。同时，该病毒对各种理化因子的抵抗力较弱，如加热（56℃, 30 分钟; 60℃, 10～15 分钟；煮沸 2 分钟）、强酸、强碱、高锰酸钾、2%～3% 碘酒、75% 酒精、福尔马林都可使其灭活，亦可被日光、紫外线、超声波等破坏。

14. 狂犬病的发病机理是什么

嗜神经性是狂犬病毒自然感染的主要特征，病毒的复制几乎只限于神经元内。病毒最初进入伤口时，不进入血液循环（通常在血液中检测不到狂犬病毒），而是在被咬伤的肌肉组织中复制，然后通过运动神经元的终板和轴突侵入外周神经系统。病毒进入外周神经后，以运输小泡为载体，沿轴突以逆轴浆运动的方向向中枢神经系统"向心性"移行，而不被感觉或交感神经末梢摄取。病毒在轴突移行期间不发生增殖，当到达背根神经节后，病毒即在其内大量增殖，然后侵入脊髓和整个中枢神经系统。动物实验发现，狂犬病毒从脊髓上行到脑的扩散速度非常迅速，一旦侵入脑则迅速增殖，脑干最先受累，也是感染最重的区域。在中枢神经系统中增殖后，病毒通过在运动轴突的顺向轴浆运输"离心性"扩散进入腹侧根、背根神经节及其感觉轴突，并感染感觉轴突支配的肌梭、皮肤、毛囊及其他非神经组织，主要累及神经丛和唾液腺腺泡细胞，并经唾液腺排放到唾液中，再由咬伤伤口或被带毒唾液污染的黏膜传播到下一个受害者。在感染末期，心、胰腺、肾上腺和胃肠道等神经外组织也同时受累。临床发病时，病毒已广泛分布于中枢神经系统及神经外的器官中。

15. **我国狂犬病流行的主要特征**

　　我国所有省份历史上均报告过人间狂犬病病例。近年狂犬病疫情主要分布在人口稠密的华南、西南、华东地区，但其他省份也时有疫情报告。1996～2008年，除西藏和青海外，其余省份均有狂犬病病例报告，报告病例数排名前10位的省份为广西、湖南、贵州、广东、江西、江苏、湖北、河南、四川和安徽，报告病例占全国总数的86.9%。根据我国人用狂犬病疫苗的使用量，估计全国年暴露人口数逾4000万。部分狂犬病高发省份的监测显示，90%以上的暴露就诊人群为Ⅱ级和Ⅲ级暴露，其中Ⅲ级暴露约40%。全部暴露者中，约10%未全程接种疫苗；Ⅲ级暴露者中，仅15%左右接受被动免疫制剂注射。绝大多数病例由狂犬病毒街毒感染所致。

16. **狂犬病的临床表现有哪些**

　　狂犬病在临床上可表现为狂躁型（大约2/3的病例）或麻痹型。由犬传播的狂犬病一般表现为狂躁型，而吸血蝙蝠传播的狂犬病一般表现为麻痹型。狂躁型患者以意识模糊、恐惧痉挛，以及自主神经功能障碍（如瞳孔散大和唾液分泌过多等）为主要特点。麻痹型患者意识清楚，但有与吉兰-

巴雷综合征（Guillain-BarreSyndrome，GBS）相似的神经病变症状。GBS是脊神经和周围神经的脱髓鞘疾病，又称急性特发性多神经炎或对称性多神经根炎，临床主要表现为进行性、升性、对称性麻痹，四肢软瘫，以及不同程度的感觉障碍。与GBS不同的是，狂犬病患者一般伴有高热、叩诊肌群水肿（通常在胸部、三角肌和大腿）和尿失禁，而不伴有感觉功能受损。

根据病程，狂犬病的临床表现可分为潜伏期、前驱期、急性神经症状期（兴奋期）、麻痹期、昏迷和死亡几个阶段。但实际上发病是一个连续的临床过程，而不是简单的一系列可以独立分割的表现。

（1）潜伏期：从暴露到发病前无任何症状的时期，一般为1～3个月，极少数短至两周以内或长至一年以上，此时期内无任何诊断方法。

（2）前驱期：患者出现临床症状的早期，通常以不适、厌食、疲劳、头痛和发热等不典型症状开始，50%～80%的患者会在原暴露部位出现特异性神经性疼痛或感觉异常（如痒、麻及蚁行感等），可能由于病毒在背根神经节复制或神经节神经炎所致。此时期还可能出现无端的恐惧、焦虑、激动、易怒、神经过敏、失眠或抑郁等症状。前驱期一般为2～10天（通常2～4天）。

（3）急性神经症状期：患者出现典型的狂犬病临床症状，

有两种表现，即狂躁型与麻痹型。

狂躁型患者出现发热并伴随明显的神经系统体征，包括功能亢进、定向力障碍、幻觉、痉挛发作、行为古怪、颈项强直等。其突出表现为极度恐惧、恐水、怕风、发作性咽肌痉挛、呼吸困难、排尿排便困难及多汗流涎等。恐水、怕风是本病的特殊症状，典型患者见水、闻流水声、饮水或仅提及饮水时，均可引起严重的咽喉肌痉挛。患者虽渴极而不敢饮，即使饮后也无法下咽，常伴声嘶及脱水。亮光、噪声、触动或气流也可能引发痉挛，严重发作时尚可出现全身疼痛性抽搐。由于常有呼吸肌痉挛，故可导致呼吸困难及发绀。大多数动物狂犬病病例的功能亢进期会持续数小时至数天，人间狂犬病病例的功能亢进为间歇性，由数个持续 1～5 分钟的兴奋期组成。患者的神志大多清楚，亢进期之间，患者一般合作，并可以进行交流。急性神经症状期的其他异常表现包括肌束震颤（尤其是暴露部位附近）、换气过度、唾液分泌过多、局部或全身痉挛，以及一些较罕见的症状，包括阴茎异常勃起或性欲增强，这些体征都与自主神经功能障碍有关。本期一般持续 1～3 天。

麻痹型患者无典型的兴奋期及恐水现象，而以高热、头痛、呕吐、咬伤处疼痛开始，继而出现肢体软弱、腹胀、共济失调、肌肉瘫痪、大小便失禁等，呈现横断性脊髓炎或上升性脊髓麻痹等类 GBS 表现。其病变仅局限于脊髓和延髓，而不累及脑干或更高部位的中枢神经系统。

（4）麻痹期：指的是患者在急性神经症状期过后，逐渐进入安静状态的时期，此时痉挛停止，患者渐趋安静，出现弛缓性瘫痪，尤以肢体软瘫最为多见。麻痹可能是对称性或非对称性的，以被咬肢体侧更为严重；或者呈上升性，类似GBS。眼肌、颜面部肌肉及咀嚼肌也可受累，表现为斜视、眼球运动失调、下颌下坠、口不能闭、面部缺少表情等。进而患者的呼吸渐趋微弱或不规则，并可出现潮式呼吸、脉搏细数、血压下降、反射消失、瞳孔散大。临终前患者多进入昏迷状态，呼吸骤停一般在昏迷后不久即发生。本期持续6～18小时。

狂犬病的整个自然病程一般不超过5日。死因通常为咽肌痉挛而窒息或呼吸循环衰竭。

17. 狂犬病的动物表现有哪些

动物狂犬病的临床症状有很大的不同，经典的迹象包括异常行为，发声改变，异食癖，性欲亢进，流口水，漫无目的地游走，"飞身猛咬""如骨在喉"症状，侵略性，动作不协调，瘫痪和抽搐。在狂犬病流行地区，因异常行为死亡的野生动物（如白天活动的夜行性动物）应怀疑为狂犬病。

狂犬多有以下特征：

①生活习性改变。如离家不归、乱跑乱吠、不吃不喝、精神不振或趴在地上昏睡。

②外形改变。如眼露凶光、舌头外露、唾液横流、毛发竖起或夹紧尾巴。

③主动攻击其他动物、犬类、生人或主人。

④狂犬的唾液里会检测出狂犬病毒，50%～90%的患病动物其毛皮、内脏血液等均有大量狂犬病毒。

⑤发病的狂犬通常在3～5天内死亡，不会超过10天。

18. 狂犬病的潜伏期有多久

人狂犬病的潜伏期通常为1～3个月（极少数短至两周以内或长至一年以上），潜伏期的影响因素非常复杂，除病毒的数量和毒力等生物学因素外，还与年龄、个体差异、伤口部位、伤口深浅、伤口处理及疫苗接种等因素有关。

19. 人是怎样患上狂犬病的

狂犬病毒通过伤口或与黏膜表面直接接触而进入体内：

①大多数狂犬病患者是因为被携带狂犬病毒的动物咬伤所致。狂犬病毒不能入侵完整皮肤，但如果皮肤被抓伤或有

溃疡面，接触狂犬病动物的唾液（如被狂犬病动物舔舐）也有较高感染危险。

②还有少部分患者可通过非创伤性途径感染，如狂犬病动物的唾液直接和人的鼻黏膜、眼结膜、口腔黏膜接触。

③也有经角膜、肾脏、肝脏等器官的移植而感染狂犬病的报道。

20. 如何诊断狂犬病

符合下列实验室标准中的 1 种或几种即可确诊：

A. 存在病毒抗原；

B. 细胞培养方法或实验动物接种中分离到病毒；

C. 未接种疫苗者的脑脊液或血清中存在病毒特异性抗体；

D. 通过分子生物学方法在活体或尸检样本（如脑活检样本、皮肤、唾液、浓缩尿）中检测到病毒核酸。

21. 患有狂犬病的不同动物致伤后的发病风险如何

全球范围内，根据动物致伤后发病风险的高低，我们将致伤动物分为高风险、低风险和无风险三类。

高风险动物：

①犬、猫；②流浪的或野生的哺乳动物；③蝙蝠。

我国属于狂犬病高风险地区，因此，被高风险动物致伤后，应一律开展暴露后处置。

低风险动物：

牛、羊、马、猪等家畜，兔、鼠等啮齿动物。

被低风险动物致伤后是否进行暴露后处置，应根据当地狂犬病流行情况判断。一般不建议开展暴露后处置。若当地发现有低风险动物不明原因死亡，或发现低风险动物有狂犬病的情况，建议按照高风险动物处置。

无风险动物：

所有哺乳动物以外的动物均不传播狂犬病，如龟、鱼、鸟类等，被其致伤后属于无暴露风险，无须进行狂犬病暴露后处置。

特例：人属于低风险动物，普通接触无须处置。与狂犬病患者的密切接触应按高风险处置。

22. 我国曾经发生过几次狂犬病的流行

我国是狂犬病流行的高风险国家，20世纪50年代以来，我国人间狂犬病先后出现了3次流行高峰。第三次高峰出现在21世纪初期，2007年全国报告狂犬病死亡数达3300人。自2008年起，我国狂犬病疫情出现持续回落，至2015年报告发病数已降至801例。因此，狂犬病暴露导致人狂犬病死亡时有发生。

23. WHO 的狂犬病病例分类

①疑似病例：符合临床病例定义的病例。

②可能病例：疑似病例，同时具有与疑似狂犬病动物接触的可靠病史。

③确诊病例：实验室确认的疑似病例或可能病例。在缺少动物暴露史或临床疑似脑炎症状的情况下，如果实验室诊断检测明确，仍可进行确定性诊断。对可能感染狂犬病的患者在采取适当预防措施情况下进行核磁共振成像检查可能有助于诊断。无论临床类型如何，当脑干、海马、下丘脑、深层和皮层下白质以及深层和皮质灰质的核磁共振 T2 成像出现模糊、微弱的异常高信号时，均提示可能为狂犬病。疾病晚期，当患者进入昏迷状态时，增强核磁可以清楚地显示上述改变，这些特征可用来将狂犬病与其他病毒性脑炎进行区别。脑部 CT 几乎没有诊断价值。

24. 狂犬病主要在哪些发展中国家流行

目前，99% 的人间狂犬病发生在发展中国家，主要分布在亚洲、非洲和拉丁美洲及加勒比海地区。亚洲的狂犬病病例数居全球首位，估计年死亡人数达30000人（95%CI 8100～61400）。印度为当前狂犬病疫情最严重的国家，据估计年狂犬病发病数为20000～30000例，发病率为2/10万。中国人间狂犬病发病仅次于印度，2007年疫情高峰时，年报告病例数达3300例。2004～2014年，狂犬病死亡人数一直高居我国传染病死亡数的前3位。此外，调查显示，部分地区狂犬病漏报率可能高达35%，提示我国狂犬病的疾病负担可能存在低估。

 25. 亚洲、非洲等狂犬病流行区和欧洲、北美、澳大利亚及部分拉丁美洲国家的传染源是否一样

不一样，全球范围内，99%的人间狂犬病是由犬引起，特别是亚洲、非洲等狂犬病流行区，犬是引起人间狂犬病的最主要原因。而犬狂犬病疫情控制较好的欧洲、北美、澳大利亚及部分拉丁美洲国家的传染源为蝙蝠、狐、貂、狐猴、猫鼬和浣熊等野生动物。

26. 如何预防狂犬病

尽管狂犬病病死率几乎为100%，却又是几乎100%可以有效预防。

消除犬狂犬病可显著避免人暴露于狂犬病毒的危险，对家养宠物（尤其是犬和猫）、野生哺乳动物（尤其食肉目动物）进行大规模狂犬病疫苗免疫，是控制和消除哺乳动物狂犬病唯一的、也是最符合成本效果原则的干预措施。另外，加强犬只管理、强制性通报人和动物狂犬病、确保具备可靠的狂犬病诊断程序以及改进参与狂犬病防控的全体公共部门之间的协调等，都是预防狂犬病发生的有效措施。

针对由于职业、居住地或旅游等原因而存在狂犬病毒高暴露风险的人群进行暴露前免疫预防，是预防人狂犬病的有效手段。另外，应避免与自由流浪的动物接触，尤其是犬和猫，也要避免与野生、自由放养或捕获的动物接触。对于参加洞穴探险者，要告诫其不要触摸蝙蝠。

狂犬病暴露后立即对伤口进行规范处置、尽早使用狂犬病被动免疫制剂和进行人用狂犬病疫苗的接种是预防狂犬病的最关键措施。

第三章

狂犬病暴露前预防

27. **狂犬病暴露是指什么**

狂犬病暴露是指被可疑的狂犬病宿主动物咬伤、抓伤、舔舐黏膜或者破损皮肤，或者开放性伤口、黏膜被可疑动物唾液污染，造成狂犬病毒感染的过程。

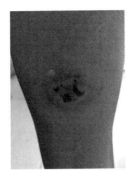

图 3　右小腿被警犬咬伤后 10 天

28. **长期与动物接触的工作人员是否需要暴露前注射狂犬病疫苗**

根据狂犬病疫苗使用说明书的提示，凡有接触狂犬病毒风险的人员，如兽医、动物饲养员、林业从业人员、屠宰场工人，狂犬病实验人员等，应按暴露前免疫程序进行预防接种。

29. 暴露前注射狂犬病疫苗的疗程是如何安排的

暴露前预防接种的程序为第 0 天、第 7 天、第 21 或 28 天各接种一剂，共 3 剂。

30. 暴露前规范化注射一个周期的狂犬病疫苗，一个月内在工作中被动物咬伤是否需要再次注射狂犬病疫苗

暴露前规范化注射一个周期的狂犬病疫苗，一个月内在工作中被动物咬伤不需要再次注射狂犬病疫苗。如果半年内被动物咬伤需要再次注射一剂狂犬病疫苗加强针即可。

31. 暴露前预防接种禁忌有哪些

暴露前预防接种禁忌：对于暴露前预防，对疫苗中任何成分曾有严重过敏史者应视为接种同种疫苗的禁忌证。妊娠、患急性发热性疾病、急性疾病、慢性疾病的活动期、使用类固醇和免疫抑制剂者可酌情推迟暴露前免疫。

免疫缺陷者不建议进行暴露前免疫，如处在狂犬病高暴露风险中亦可进行暴露前免疫，但完成免疫接种程序后需进

行中和抗体检测。对一种品牌疫苗过敏者，可更换另一种品牌疫苗继续原有免疫程序。

32. 如何进行狂犬病的暴露前预防

暴露前预防接种程序为第 0 天、第 7 天、第 21 或 28 天各接种一剂，共 3 剂。狂犬病暴露高风险的人群建议进行暴露前预防接种，如兽医、动物驯养员、居住在狂犬病流行地区的儿童。养犬、猫等宠物的家庭由于暴露风险高，甚至容易多次暴露，建议进行暴露前预防接种。

33. 狂犬病暴露前预防有什么优势

狂犬病暴露前预防的优势是：①更放心。人体内已经有一定的保护性抗体，普通接触动物时不用担心感染狂犬病。②更安全。人体接受过暴露前免疫的存在免疫记忆，被犬咬伤后，高水平的抗体会在加强接种一周左右产生，更快得到保护。③更经济。接受过暴露前免疫的人，在规定的时间内再次发生暴露仅需加强接种 1 ~ 2 剂，同时不用注射狂犬病免疫球蛋白，节约一大笔费用。

第四章

狂犬病暴露后处置

34. 伤口暴露情况分类

伤口暴露情况分为3类。①清洁伤口：伤口位于身体细菌较少的区域，并且在伤后立即得到处理的简单伤口（如刀片割伤）。②不洁伤口：伤口位于身体细菌较多的区域（如腋窝、腹股沟及会阴等），或超过6小时未处理的简单伤口（感染机会增加）。③污染伤口：被黏土或粪便污染，或者已经感染的伤口，包括被污物、有机泥土、粪便或唾液污染的伤口（如动物或人咬伤），含有坏死组织的伤口，火器伤、冻伤、烧伤等。

35. 狂犬病暴露后伤口如何分级？伤口处置的原则是什么

狂犬病暴露后伤口分Ⅰ～Ⅲ级。

Ⅰ级暴露，指符合以下情况之一者：①接触或喂养动物；②完好的皮肤被舔；③完好的皮肤接触狂犬病动物或狂犬病病例的分泌物、排泄物。处置原则：①确认接触方式可靠则不需要处置；②无须医学处理；③清洗接触部。

Ⅱ级暴露，指符合以下情况之一者：①裸露皮肤被轻咬；②无出血的轻微抓伤或擦伤。处置原则：①处理伤口；②对症接种狂犬病疫苗；③接种吸附破伤风疫苗等。

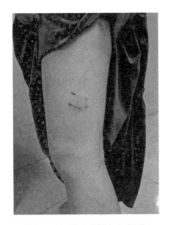

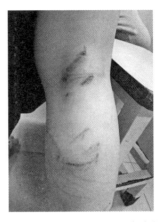

图 4 右手上臂被犬抓伤　　　　图 5 右膝关节、小腿皮肤被犬
（伤口Ⅱ级暴露）　　　　　　抓伤、咬伤（伤口Ⅱ级暴露）

　　Ⅲ级暴露，指符合以下情况之一者：①单处或多处贯穿性皮肤咬伤或抓伤；②破损皮肤被舔；③开放性伤口或黏膜被污染；④暴露于蝙蝠的患者。处置原则：①处理伤口或者根据具体受伤情况一期缝合伤口；②使用狂犬病被动免疫制剂；③接种狂犬病疫苗；④接种吸附破伤风疫苗等。

36 面部、会阴部咬伤（Ⅱ级以上）是否需要紧急清创缝合术？（尤其是面部、会阴部皮肤是否需要缝合）

　　面部、会阴部咬伤Ⅱ级以上需要紧急清创缝合术，同时因为这一部位的特殊性，根据咬伤的程度不同进行面部美容缝合、会阴部一期缝合。

37. 被哺乳动物咬伤是否都需要注射狂犬病疫苗

几乎所有的哺乳动物都会感染狂犬病，但狂犬病毒主要由犬、猫、蝙蝠、狐狸、狼、浣熊等传播。

高风险动物：犬和猫；野生哺乳动物如狐、狼、豹、熊、蝙蝠。

低风险动物：家畜如牛、马、猪、羊；啮齿类动物如鼠、兔、松鼠等。

无风险动物：哺乳动物以外的动物均为无风险动物，如乌龟、蛇、蜥蜴、鸟、鱼等。

特例：一般人被人咬伤无须进行狂犬病预防；但是如果被狂犬病患者咬伤、抓伤一定要及时进行狂犬病暴露后处理。

38. 头面部、颈部、双手、会阴部被动物咬伤属于 Ⅱ级还是Ⅲ级暴露

按照中国疾病预防控制中心印发的《狂犬病预防控制技术指南（2016版）》的规定，头、面部、颈部、双手、会阴部被动物咬伤属于Ⅲ级暴露。

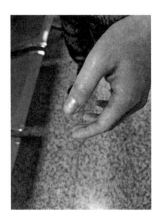

图 6   左手拇指被犬咬伤（伤口Ⅲ级暴露）

39. 被蝙蝠咬伤属于几级暴露

按照中国疾病预防控制中心印发的《狂犬病预防控制技术指南（2016 版）》的规定，被蝙蝠咬伤属于Ⅲ级暴露。

40. 特种人群被工作犬咬伤是否注射狂犬病疫苗

特种人群被工作犬咬伤一定要注射狂犬病疫苗，即使是特种人群，他们也是人，工作犬即使注射了疫苗，也不能保证他们不得狂犬病。综上所述，特种人群被工作犬咬伤要严格按照狂犬病疫苗注射的流程进行注射。

被动物咬伤注射疫苗后饮食上需要注意什么

接种完狂犬病疫苗之后，注意事项包括忌酒，忌浓茶，忌运动，忌过分辛辣刺激性的食物，以及巧克力、咖啡、可乐等含有咖啡因的食物。当注射完所有的狂犬病疫苗之后，再隔一周，就可以解除这些注意事项。

 被动物咬伤注射疫苗后运动上需要注意什么

《中华人民共和国药典》指出：在接种完第一针疫苗之后，要合理休息，不能从事剧烈的运动，比如足球、篮球等耗费大量体力的体育活动及重体力劳动，以避免过度疲劳、体力透支后着凉感冒而产生影响抗体形成的不利因素。

 被动物咬伤注射疫苗后出现发热反应该如何进行治疗

疫苗进入体内以后就会刺激机体产生免疫反应，免疫反应过程如果比较重，就可能会导致发烧，但发烧往往是短时间的，打完狂犬病疫苗后发低烧，这有可能是疫苗反应，不需要做过多的处理，可以选择物理降温，多注意休息多喝水。

可以用湿毛巾敷额头，擦拭全身，特别是腋窝及腹股沟，不需要口服降温药。打了疫苗后，一定要密切观察自身的情况，如果高烧不退，一定要到医院及时检查。饮食方面一定要清淡，禁忌生冷辛辣刺激性食物，可以多吃一些新鲜蔬菜水果。一定要多注意休息，避免熬夜劳累。如果发烧超过38.5℃以上，且时间长的，应及时就医。

44. 被动物咬伤注射疫苗后出现手臂酸胀该如何进行治疗

首先可以使用热毛巾对针孔处进行热敷或者进行按摩，促进局部血液循环，进而缓解注射疫苗后手臂酸痛的临床症状。一般情况下，一两天的时间手臂酸痛的症状便会消退。

45. 被动物咬伤后（伤口为Ⅱ级或Ⅲ级暴露）是否需要注射破伤风疫苗

凡有伤口的，除了手术切口外，均需要预防破伤风感染。包括被动物咬伤抓伤的伤口。因为破伤风杆菌在自然界广泛存在，有伤口就有机会可能感染。所以伤口为Ⅱ级或Ⅲ级建议注射吸附破伤风疫苗等。

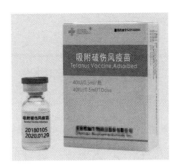

图 7　吸附破伤风疫苗

46. 破伤风的潜伏期有多久

破伤风的潜伏期一般为 7～8 天左右，潜伏时间长短通常与感染部位有关。若为头面部感染，感染部位越靠近中枢部位，潜伏期越短；若感染部位远离头部，处于四肢，其潜伏期相对较长。潜伏期越短，发病越早，且症状也越严重。还有部分患者在感染数年后才发病，一般比较少见。新生儿破伤风一般在出生后 4～5 天发病，7 天之内发病俗称"七日风"。

47. 一般被动物咬伤后多久要注射吸附破伤风疫苗

一般不超过 24 小时，但超过后仍有注射价值（因为破伤风感染潜伏期一般为一周左右，但最快 24 小时即可发病，故受伤后越早注射越好）。

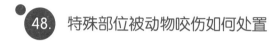

48. 特殊部位被动物咬伤如何处置

我们讲的特殊部位指的是头部、面部、颈部、手部、会阴部。出现Ⅰ级的咬伤，只需要对症处理即可，如果出现了Ⅱ～Ⅲ级咬伤就必须要进行伤口的冲洗、清创、缝合，注射狂犬病疫苗、免疫球蛋白、破伤风疫苗等。

49. 如何使用狂犬病免疫球蛋白

暴露后免疫球蛋白最有效的使用方法是局部浸润注射，可较长时间对残留于伤口部位的病毒发挥中和效用，阻止病毒进入神经组织，防止狂犬病的发生。

临床操作中，为了最大功效地发挥其药理作用，应尽可能使用原液，按千克体重计算，以伤口为中心，将狂犬病免疫球蛋白全部浸润注射到伤口周围，呈漏斗状注射。狂犬病毒刚进入机体后较长的时间停留于伤口部位，并不进入外周血循环系统；由于免疫球蛋白是大分子的生物制品，经肌内注射后在局部分布、扩散和吸收的速度相较于小分子药物要慢许久，有研究表明经局部浸润注射 4 小时后至少有 50%、24 小时后至少有 30% 的免疫球蛋白仍滞留在注射部位，而进入血液循环中的非常少。

 50.　狂犬病暴露者会出现伤口感染吗

狂犬病暴露者会出现伤口感染。对于狂犬病暴露者而言，除了罹患狂犬病的风险外，动物咬伤还可以导致各种复杂的外科伤口、可能的严重并发症以及继发的细菌感染。致伤动物不同，所导致的伤口类型、临床特点以及预后均有所不同。例如，普通外科创伤的伤口感染率通常为 5%～7%，而在Ⅲ级暴露中，犬咬伤伤口大部分为撕裂伤（约 60%～76.5%），而猫咬伤大部分为穿刺伤（约 85.3%）；犬咬伤伤口平均感染率约 14.8%，而猫咬伤约为 26.8%；手、足部位的咬伤伤口感染率明显较其他部位要高；犬咬伤容易引起化脓性软组织感染，而猫咬伤容易引起淋巴管／淋巴结炎、丹毒等。引起咬伤伤口感染的细菌主要来源于动物口腔，48% 的犬咬伤和 63% 的猫咬伤感染伤口分离出需氧和厌氧菌混合感染，犬咬伤感染伤口分离出的主要细菌是犬属巴斯菌属，而出血败血型巴斯菌属是猫咬伤感染伤口内最主要的菌种。灵长类动物咬伤感染伤口内分离的菌种包括嗜血杆菌、核粒梭形菌、微小消化链球菌、放线菌属、产碱杆菌和直肠沃林氏菌（拟杆菌属）。猪咬伤伤口分离出的菌种主要包括猪放线菌、拟杆菌属、大肠杆菌、黄杆菌属、多杀巴斯德菌、变形杆菌、金黄色葡萄球菌（耐甲氧西林 MRSA）等。巴斯菌属、链球菌、葡萄球菌、摩拉克菌和奈瑟菌属是最常见的需氧菌；梭形杆菌属、拟杆菌属、噬卟啉拟杆菌属是最常见的厌氧菌，且其中大部分细菌为产 β – 内酰胺酶，甚至是耐甲氧西林的菌种（MRSA），因此，在伤口感染或预防性使用抗生素时，需考虑病原菌耐药因素。

 51. **暴露后预防接种禁忌有哪些**

由于狂犬病是致死率近 100% 的疾病，因此暴露后接种人用狂犬病疫苗无任何禁忌证，包括婴幼儿、孕妇、哺乳期妇女和免疫功能低下者。但接种前应充分询问受种者个体基本情况（有无严重过敏史、其他严重疾病等），即使存在不适合接种疫苗的情况，也应在严密监护下接种疫苗。如受种者对某品牌疫苗的成分有明确过敏史，应更换无该成分的疫苗品种。

52. **狂犬病免疫球蛋白在特殊部位注射有哪些注意事项**

狂犬病免疫球蛋白在特殊部位注射的注意事项：临床操作中条件不允许的时候，可将狂犬病免疫球蛋白涂抹在伤口或黏膜上。暴露于特殊部位例如手指、脚趾、鼻尖、耳郭及男性生殖器等部位的伤口，可以请专科医生协助完成。按照局部可接受的最大剂量使用。具体如下：①头部伤口清创前要剃去周围的头发，女性要将头发剪掉，不要遗漏不明显的伤口，狂犬病免疫球蛋白要注射到颅骨表面；②眼球或眼内的伤，应用大量生理盐水冲洗，不需要使用刺激性消毒液，眼球或眼内的伤也可以使用狂犬病免疫球蛋白适当稀释涂抹，滴注眼内；③距离中枢神经比较近的伤口，如面部、口腔、口唇、鼻部、耳郭等处的伤口，更加强调早期的处理，冲洗、消毒、清创，对于深部黏膜暴露，可考虑用稀释的狂犬病免疫球蛋白进行深部冲洗，面部的伤口确实不能注射的可以涂抹；④颈部伤口，注意与颈部血管、神经的关系，避免误伤重要组织；⑤胸背部伤口，进针不要太深，避免发生气胸；⑥外生殖器、肛门部的黏膜暴露，可以使用新洁尔灭或者稀释的碘附消毒清创，不要将黏膜局部损伤。

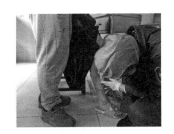

图8　右小腿被猫抓伤，伤口Ⅱ级暴露，医生在局部治疗注射免疫球蛋白

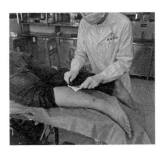

图9　左小腿被犬咬伤6天，伤口Ⅱ级暴露，医生在换药

53. 被动物咬伤后，伤口注射完狂犬病疫苗后需要注射破伤风疫苗，该选择被动免疫还是主动免疫

破伤风的预防分主动免疫和被动免疫。

破伤风的主动免疫，就是打含破伤风类毒素的疫苗，让机体产生抗体，获得免疫力。一般注射疫苗2周后，抗体可达到保护性水平，虽然起效慢，但保护期长，全程免疫后的保护作用可达5～10年。主动免疫制剂，包括吸附破伤风疫苗（TT）、吸附白喉破伤风疫苗（DT）、吸附无细胞百白破（DTaP）。其中白破（DT）和百白破（DTaP）是免疫规划疫苗，儿童免费接种。

破伤风的被动免疫，就是打外源性抗体，使机体立即获得免疫力，用于破伤风短期应急预防。其特点是产生效应快，但有效保护时间较短，最长的HTIG也只有28天。被动免疫制剂包含破伤风抗毒素（TAT）、马破伤风免疫球蛋白F（ab`）、破伤风人免疫球蛋白（HTIG）。

外伤后得破伤风的风险，不仅和伤口性质有关，也和既往的免疫史息息相关。预防破伤风，是应用破伤风主动免疫制剂还是应用破伤风被动免疫制剂，要评估伤口性质并参照免疫史。

2019 版《外伤后破伤风疫苗和被动免疫制剂使用指南》，给出了以下指导：

既往免疫史	最后 1 剂注射至今时间	伤口类型	TT（吸附破伤风疫苗）	HTIG（破伤风人免疫球蛋白）/TAT（破伤风抗毒素）
全程免疫	＜ 5 年	所有类型伤口	无须	无须
全程免疫	≥ 5 年且＜ 10 年	清洁伤口	无须	无须
全程免疫	≥ 5 年且＜ 10 年	不洁或污染伤口	加强 1 剂	无须
全程免疫	≥ 10 年	所有类型伤口	加强 1 剂	无须
非全程免疫或免疫史不详	–	清洁伤口	全程免疫	无须
非全程免疫或免疫史不详	–	不洁或污染伤口	全程免疫	酌情

54. 狂犬病免疫球蛋白的使用剂量

关于狂犬病免疫球蛋白的使用剂量，2018 年 4 月世界卫生组织立场文件要求：严格按照 20IU/kg 计算，一次性全量注射。原则上按照千克体重计算，不得随意增减。同时犬伤门诊需配备体重秤。（说明书上有分 1～2 日分次注射的内容，按照规范或指南我们还是一次性全量使用。）

55. 临床中诊断狂犬病需要和其他哪些疾病鉴别

狂犬病在临床上需与破伤风、病毒性脑膜脑炎、脊髓灰质炎、GBS 等相鉴别。

第五章

动物致伤后自救互救和急救处理

56. 儿童被动物咬伤注射疫苗后出现过敏性休克如何进行急救

症状 1：接种疫苗 30 分钟留观，出现以下症状，皮肤潮红，风团样皮疹，手足和腹股沟瘙痒，无原因哭闹不止等，建议转移到不良反应处置室，观察病情进展，必要时使用抗组胺药物如苯海拉明、氯苯那敏（扑尔敏）等，必要时吸氧。好转后，转移至专科留观，以防迟发型超敏反应。

症状 2：直接发生休克，如神志改变，皮肤湿冷，血压下降，毛细血管充盈试验阳性。

症状 3：可疑喉头水肿，症见呼吸急促，呼吸困难，声音嘶哑、失语、窒息，刺激性咳嗽。

症状 4：胃肠道症状，如腹痛、大小便失禁（儿童易发生），出现这些症状应首先紧急呼叫本院急诊科或拨打急救电话求助，患者平卧，抬高双脚以保证血液循环，保持气道通畅，高流量吸氧，出现休克时，肌注 1：1000 肾上腺素（0.3～0.5mL）；出现喉头水肿（呼吸道阻塞），吸入或雾化吸入 1：1000 肾上腺素，必要时气管插管（4 号半），给予纯氧以辅助通气；使用抗组胺药物和糖皮质激素；建立静脉通道，快速补液纠正酸中毒（5% 碳酸氢钠，5mL/kg·次）；监护心电、血压、血氧、呼吸。

症状5：意识丧失，呼吸消失，颈动脉搏动消失，紧急呼叫本院急诊科或拨打急救电话求助；进行心肺复苏。

57. 儿童被动物咬伤注射疫苗后出现过敏性休克的抢救流程

案例：2021年5月5日，一名年龄9个月3天的患儿（体重11.5kg），在社区卫生站注射狂犬病疫苗后出现烦躁不安，呼吸急速，脸色发绀……现场救治流程：

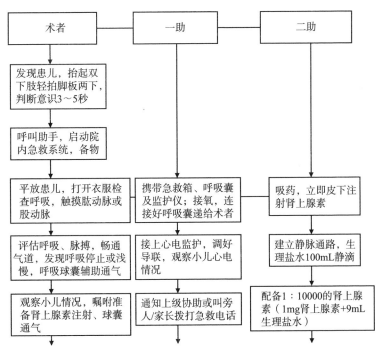

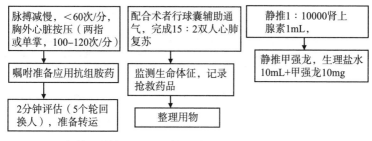

脉搏减慢，<60次/分，胸外心脏按压（两指或单掌，100～120次/分）	配合术者行球囊辅助通气，完成15：2双人心肺复苏	静推1：10000肾上腺素1mL，
嘱咐准备应用抗组胺药	监测生命体征，记录抢救药品	静推甲强龙，生理盐水10mL+甲强龙10mg
2分钟评估（5个轮回换人），准备转运	整理用物	

1～6个月：月龄×0.6+3=体重（kg）

7～12个月：月龄×0.6+3=体重（kg）

1岁以上：年龄×2+8=体重（kg）

58. 成人被动物咬伤注射疫苗后出现过敏性休克，药物如何使用

成人被动物咬伤注射疫苗后出现过敏性休克时，使用药物，给药方式、剂量、浓度要搞清。

肌内注射（im）：肾上腺素浓度1：1000（即1mg/mL），一次性肌注量为0.2～0.5mg，也就是0.2～0.5mL。

静脉推注：肾上腺素浓度1：10000（即0.1mg/mL），对于无心脏骤停的过敏性休克可以用0.05～0.1mg肾上腺素（1：10000）静注。

即每次用0.5～1mg肾上腺素加生理盐水稀释到10mL，缓慢静注5分钟以上，有利于药物在血管内循环，快速到达心脏。

另外，指南还提供了一种0.1～0.5mg/min·kg的持续静脉滴注的用法，可替代静推应用。同时根据病情的变化使用相关药物——治疗。

提醒：切不可将肌注药物直接静脉用药。如果进行静脉用药，要有持续心电监护防止高血压危象和室颤，因此应用过程中建议行血流动力学检测。

59. 成人被动物咬伤注射疫苗后出现过敏性休克的抢救流程

过敏反应

↓

紧急评估：气道、呼吸、循环、意识

↓

诊断：发病迅速，威胁生命的气道和/或呼吸和/或循环问题

皮肤和/或黏膜症状　有或无明确的过敏史　有或无胃肠道症状

保持水平卧位，足部稍微抬高（无呼吸困难时），注意时间

↓

肾上腺素

A. 畅通气道	监测：
B. 高流量吸氧/人工呼吸/CPR	血氧饱和度
C. 静脉液体复苏	ECG
糖皮质激素	心率、呼吸、血压
抗组胺药物	

（1）威胁生命的气道和／或呼吸和／或循环问题的临床表现

气道：喉头堵塞感，声音嘶哑，胸闷，喘憋，意识不清或完全丧失

呼吸：呼吸急促，发绀，淡漠

循环：心悸，大汗，面色苍白，脉搏细速，血压迅速下降

（2A）1：1000 肾上腺素（0.1%）使用剂量

①成人　　　　　　500μg（0.5mL）im 或皮下注射

②＞ 12 岁　　　　　500μg（0.5mL）im 或皮下注射

　　　　　　　　　300μg（0.3mL）im（较小儿童）

③＞ 6 岁～ 12 岁　　300μg（0.3mL）im 或皮下注射

④＞ 6 月～ 6 岁　　 150μg（0.15mL）im 或皮下注射

⑤＜ 6 月　　　　　100μg（0.1mL）im 或皮下注射

无效时每 5 ～ 10 分钟重复，经补液和反复多次肌注肾上腺素，仍严重低血压的病人静注 1：1000 肾上腺素溶液（2B），若重复无效改为静脉滴注（2C）

（2B）静推肾上腺素剂量

应该使用 1：10000 肾上腺素溶液静注

用 1：1000 肾上腺素静注要慎重

成人：0.1% 肾上腺素溶液 0.1 ～ 0.3mL ＋ 0.9% 生理盐水 10mL 静推（慢！5 ～ 10 分钟以上）

儿童：1：1000 肾上腺素 1mg+0.9% 生理盐水 9 mL，推注 0.01mg/kg（最大剂量 0.3mg）

相当于 1：10000 肾上腺素溶液（0.1mL/kg）

记住：有条件的要进行心电监护，血流动力学监测，无设备时一定要每分钟测量血压及脉搏！

（3）液体复苏

等渗晶体液（生理盐水）1000mL 快速静滴；儿童 20mL/kg

（4）激素的应用

成人：地塞米松 10 ～ 20mg 或甲泼尼龙 40 ～ 80mg ＋ 50% 葡萄糖注射液 40mL 静注，其后甲泼尼龙 500mg 静脉滴注

儿童：甲泼尼龙 1 ～ 2mg/kg 静脉注射，最大量 125mg，每 4 ～ 6 小时 / 次

（5）抗组胺药物应用

苯海拉明 25 ～ 50mg 或异丙嗪 50mg im

小儿推荐扑尔敏肌注

＞ 12 岁或成人	10 ～ 20mg
＞ 6 岁～ 12 岁	5mg
＞ 1 岁～ 6 岁	2.5mg
＜ 1 岁	250μg/kg

 60. **被动物咬伤注射疫苗后出现过敏性休克的具体表现**

被动物咬伤注射疫苗后出现过敏性休克，根据临床表现可分为以下三期。

1. 休克早期（轻度）：持续时间较短，患者表现为兴奋或烦躁不安、面色苍白、皮肤湿冷、心率加快、脉搏细数、收缩压正常或稍高，舒张压升高，故脉压缩小，呼吸加快，尿

量减少等。脉压缩小是血压下降的先兆，对诊断早期休克很有意义，应予重视。

2.休克期（中度）：持续时间较长，典型表现为表情淡漠、反应迟钝、皮肤发绀。呼吸急促、四肢湿冷、浅静脉下陷、少尿或无尿，血压下降，脉压更小。

3.休克晚期（重度）：病情恶化，发生心、肺、肾等器官功能衰竭为本期特征。患者昏迷、无脉搏、无血压、无尿、全身广泛出血倾向，缺氧难以纠正。

61. 被动物咬伤注射疫苗后出现过敏性休克的首选药物

答：被动物咬伤注射疫苗后出现过敏性休克，首选药物为肾上腺素。

62. 被动物咬伤注射疫苗后出现过敏性休克首选药物的作用机理

答：被动物咬伤注射疫苗后出现过敏性休克首选肾上腺素，其作用机理是：肾上腺素的作用体现在心脏和血管。对于心脏而言，肾上腺素可以提高心肌的收缩力，增加心肌的兴奋性，使心脏的每搏输出量增加。而肾上腺素对于血管的作用根据血管的部位不同而有所区别，小剂量的肾上腺素对于皮肤、黏膜及肾脏的血管主要起收缩作用，而对于冠状动脉以及分布在骨骼肌的血管，肾上腺素主要起舒张的作用。

另外，肾上腺素还能够舒张支气管平滑肌，可以用来缓解支气管痉挛。因此，在发生过敏性休克时，通常使用肾上腺素来进行急救。

63. 被动物咬伤注射疫苗后出现胸闷、心慌、呼吸急促等症状，该怎么处理

如果是在院外，应该立即观察患者生命体征（呼吸、心跳、血压），迅速拨打急救电话接至医院内。

如果是在院内，应密切评估患者生命体征，如呼吸、心率、血压、意识反应、末梢循环等，及时采取相应措施，开通静脉通道。出现血压下降时，予肾上腺素肌内注射、吸氧等处理。

64. 被动物咬伤注射疫苗后出现胸闷、心慌、呼吸急促等症状后，如何正确拨打急救电话及准确描述接车地址

拨打急救电话后应该准确告诉医护人员患者出现症状的

时间及缓急，相关可测量的生命体征的数值，（如有心脏骤停症状）并在医护人员的指导下进行心肺复苏治疗，重要的是准确地告诉医务人员所处详细地址。

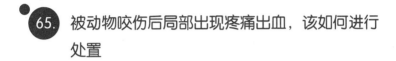

65. 被动物咬伤后局部出现疼痛出血，该如何进行处置

如果伤口不大，流血量小，可迅速前往医院寻求专业的救治。如果伤口过大，流血量大，可先采取按压止血、结扎止血等法控制出血后，再由朋友或者急救车送往医院处理。

66. 被动物咬伤后如何立足第一现场，第一时间展开自救互救

自救互救源于矿井发生意外灾变事故时，在灾区或受灾变影响区域内每个工作人员进行避灾和保护自己而采取的措施及方法。而互救是在有效的前提下，为了妥善救护他人而采取的措施及方法。

针对动物咬伤的事件，我们应该先保护生命安全，其次避免更严重的损伤，最后进行止血等处理，避免严重失血性休克发生。自救互救时必须立足于第一现场、第一时间、第一措施、第一效果、第一反馈。

67. 被动物咬伤后，伤口较深、出血量大需要怎么自救

面对伤口较深、出血量大时，避免失血性休克或死亡为第一要义，应尽量采取可能的止血方法止血，包括压迫止血、包扎止血、填塞止血等，随后迅速拨打急救电话进行医护专业急救处理。

68. 被动物咬掉较大皮肤需要如何进行急救处理

首先要观察皮肤是否还能找到，如果可以，将咬掉的皮肤保存好带入医院，以便能进行皮肤再植。其次如果皮肤已确认丢失，查看出血量是否会危及生命，如果出血量大，建议予加压包扎止血。第三，如果出血量小，建议予棉布、毛巾等物覆盖于伤口处，伤口近心端放置一根止血带固定，记录捆扎止血带时间。同时紧急拨打急救电话，迅速来院就诊。

69. 手指被犬咬断，断指进入犬胃内，还能不能取出继续进行断指再植

手指被犬咬断，断指进入犬胃内，能不能取出继续进行

断指再植，要分两种情况：第一，如果找不到犬，也就没有办法进行手术了；第二，找到犬将犬进行处理，然后取出断指，但是也不一定能进行断指再植，也不一定能再植成功。

70. 咬伤面积过大，根据狂犬病免疫球蛋白使用说明的计算方式不能完全将伤口周围局部浸润，该怎么办

当伤口多 / 大 / 严重时，按最大剂量每千克体重 20IU/40IU 计算总剂量的免疫球蛋白，我国免疫球蛋白的使用说明书、《狂犬病暴露后处置规范（2009 版）》以及《狂犬病预防控制技术指南（2016 版）》均未做出明确规定。当前只有法国巴斯德公司的马免疫球蛋白使用说明书明确可以将其稀释 2～3 倍后再行浸润注射。另有研究资料显示，按 20IU/kg（人源）、40IU/kg（马源）的剂量稀释 8 倍做小鼠体内模拟实验仍然可以中和狂犬病毒 CVS 株，可以作为临床使用参考。

除此以外，当伤口多 / 大 / 严重，需要将免疫球蛋白稀释使用时，更应对伤口彻底清洗 / 冲洗，将病毒残留量降到最低，尽可能提高抗体与病毒的量值比，使稀释后的抗体仍然能中和残留的毒素，即可达到防护效果。

第六章

动物致伤后过敏性休克、
心脏骤停的急救

71. 被动物咬伤注射狂犬病疫苗，在回家途中出现过敏性休克导致心脏骤停，院外如何进行急救

被动物咬伤注射狂犬病疫苗后出现过敏性休克导致心脏骤停，院外进行急救的措施是：立足于第一现场进行自救、互救，进行胸外心脏按压，拨打急救电话寻求专业帮助，等待医护人员携带专业设备赶到现场。同时立足于第一时间、第一现场、第一措施、第一反馈、第一效果进行急救。

72. 被动物咬伤注射狂犬病疫苗，出现过敏性休克导致心脏骤停，在院内如何进行急救

被动物咬伤注射狂犬病疫苗出现过敏性休克导致心脏骤停，院内进行急救的措施是：在实施基础生命救治同时，进行腹部提压心肺复苏，气道管理，除颤，并使用肾上腺素、激素、抗组胺药物等。同时分阶段、分梯次使用药物，必要时可以请专家会诊，还可以采用体外膜肺氧合（ECOMO）等措施。

73. 哪些人群适合心肺复苏

出现呼吸、心跳停止的患者，且没有不可逆死亡征象出现（如尸斑、尸僵等），都适合心肺复苏。

74. 心脏呼吸骤停的临床表现

心跳呼吸骤停的临床表现：①清醒患者神志突然消失，呼之不应；②大动脉（颈动脉或股动脉）搏动消失；③瞳孔散大；④呼吸停止或呈喘息样呼吸。

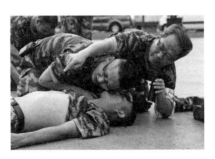

图 10　心肺复苏的操作细节指导

75. 高质量心肺复苏的要求

高质量的心肺复苏概念一共有 6 点，包括：①按压应当以每分钟100～120次的频率进行；②按压深度为成人5～6cm，婴幼儿、儿童约为胸廓厚度的1/3，即婴幼儿为4cm，儿童约为5cm；③避免过度通气，通气时不应大量给气，通气时间不宜过长，看到患者胸廓微微起伏即可，新指南弱化了通气；④让胸廓充分地回弹；⑤有完整的胸廓外形，在保证胸外按压操作正确的前提下，应该最大限度地保证按压的连续性，减少按压中断的次数和时间，这是高质量胸外按压的重要保证；⑥根据病情的情况，尽早应用电除颤。

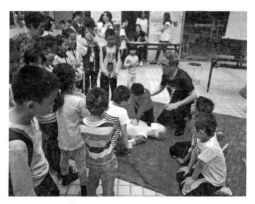

图 11　心肺复苏培训

76. 心肺复苏的禁忌证

心肺复苏的禁忌证：①胸部严重挤压伤或多发性肋骨骨折；②大面积肺栓塞；③张力性气胸；④心脏疾病等。

77. 中国心肺复苏的内涵是什么

为规范和指导我国心肺复苏（CPR）的理论探索与临床实践，突出具有中国特色的 CPR 整体方略与目标，提高 CPR 临床医疗水平，中国研究型医院学会心肺复苏学专业委员会汇集国内 CPR 领域专家，基于国际 CPR 指南的科学共识，结合我国国情和具体实践，共同制定了《2016 中国心肺复苏专家共识》。核心内容是心搏骤停（cardiac arrest，CA）前期的预防、预识、预警的"三预"方针，CA 中期的标准化、多元化、个体化的"三化"方法与 CA 后期复生、超生、延生的"三生"方略。同时利用中国自主知识产权的仪器和中国心肺复苏的方法，进行腹部提压心肺复苏，获得了老百姓的认可。

78. 腹部提压心肺复苏的发明者是谁

腹部提压心肺复苏是由中国人民解放军总医院第三医学中心（原武警总医院）王立祥教授等人在临床工作中发明的。王立祥教授荣获国家科学技术进步二等奖，全军优秀人才一类岗位津贴，全国优秀科技工作者等荣誉称号。发明了中国首台腹部提压按压仪，成立了中国首个心肺复苏学专业委员会，撰写了中国第一部心肺复苏专业培训教程，同时组织了数百场专业心肺复苏培训，接受培训者达到数万人，经过不断地临床实践和创新，2016年推出了腹部提压心肺复苏仪，并申报了专利，获得了国内和国际同行及专家的认可。

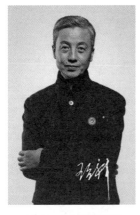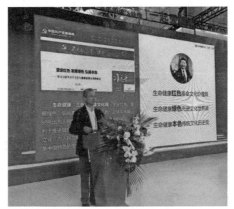

图12　王立祥教授　　　　图13　王立祥教授在讲课

79. 简述心肺复苏失败的原因

复苏失败的原因有：①现场抢救不及时；②基础生命支持（BLS）操作不正确；③高级生命支持（ALS）应用不当；④患者属于终末期的心脏停搏类型；⑤存在不能纠正的影响复苏的因素，如胸部肋骨骨折、气胸、心包内大量积液、患者心脏原安装有人工瓣膜、胸外按压时打不开人工瓣膜、胸廓严重畸形、呼吸道内存在大量堵塞物等。

80. 腹部提压心肺复苏的核心内容

腹部提压心肺复苏的核心内容有：A. 开放气道；B. 人工呼吸；C. 腹部提压、胸外按压；D. 电除颤。

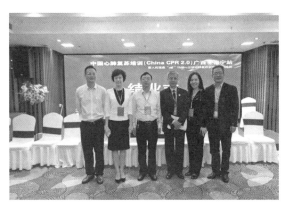

图 14　腹部提压心肺复苏现场教学指导组

81. 被动物咬伤注射狂犬病疫苗在医院内出现过敏性休克，导致心脏骤停，进行胸外心脏按压导致肋骨骨折时该如何进行抢救

大数据表明：在保证高质量心肺复苏按压的时候，有80% 的人会出现胸部肋骨骨折，通过解剖也表明这一数据只会多不会少。按压时出现肋骨骨折，就达不到高质量心肺复

苏的效果，我们建议"胸路不通走腹路"，进行腹部提压心肺复苏，达到起腹心联动的效果。

82. 腹部提压心肺复苏技术的转化者是谁

中国第一台有自主知识产权的腹部提压心肺复苏仪，由德美瑞文化有限公司的李静博士转化，极大地方便了临床的需求，由临床研究转化成科研成果，适应了临床的发展，为老百姓提供了另外一条救命的途径，造福了千千万万的老百姓。

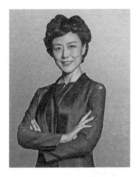

图 15　李静博士

83. 传统心肺复苏面临了什么问题

现代心肺复苏（cardiopulmonary resuscitation，CPR）历经 50 余年的实践，自主循环恢复（ROSC）率虽有提高，但生存出院率仍不理想。完善和发掘 CPR 的适宜技术与方法，以求提高 CPR 患者的生存率，是心肺复苏工作者的重要使命。传统心肺复苏法面临局限性、缺陷性、片面性。

腹部提压心肺复苏的适应证

腹部提压心肺复苏的适应证：①开放性胸外伤或心脏贯通伤、胸部挤压伤伴心搏骤停（CA）且无开胸手术条件；②胸部重度烧伤及严重剥脱性皮炎伴CA；③大面积胸壁不稳定（连枷胸）、胸壁肿瘤、胸廓畸形伴CA；④大量胸腔积液及严重胸膜病变伴CA；⑤张力性及交通性气胸、严重肺大疱和重度肺实变伴CA；⑥复杂先天性心脏病、严重心包积液、心脏压塞及某些人工瓣膜置换术者（胸外按压加压于置换瓣环可导致心脏创伤）；⑦主动脉缩窄、主动脉夹层、主动脉瘤破裂继发CA；⑧纵隔感染或纵隔肿瘤伴CA；⑨食管破裂、气管破裂伴CA；⑩胸椎、胸廓畸形，颈椎、胸椎损伤伴CA以及STD-CPR过程中出现胸肋骨骨折者。

85. **腹部提压心肺复苏的禁忌证**

腹部提压心肺复苏的禁忌证：腹部外伤、腹主动脉瘤、膈肌破裂、腹腔器官出血、腹腔巨大肿物等。

86. 腹部提压心肺复苏的操作原理及步骤

在临床操作当中，当我们出现了按压胸部导致胸部肋骨骨折的时候，我们再继续胸外心脏按压就不会形成高质量的心肺复苏，达不到我们想要的效果，这个时候我们就可利用腹部提压进行相关的救治，在腹部提压"提"的时候，我们的整个腹腔是增大的，那么整个回心血量都到达了心脏，到了腹腔，当我们向下按压的时候，我们整个腹腔的容积是缩小的，那么向上就推举了膈肌，形成肺泵、胸泵，增加了冠状动脉的流量，通过一提一压去刺激心脏，这样就能保证我们心肺复苏的效果。

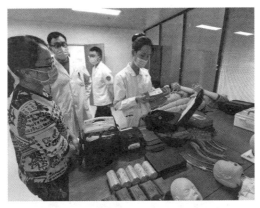

图 16　腹部提压心肺复苏的检查

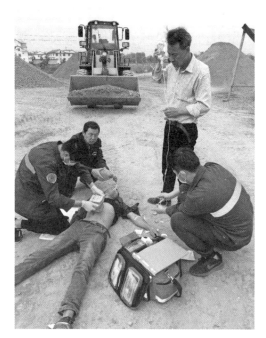

图 17　腹部提压心肺复苏现场急救

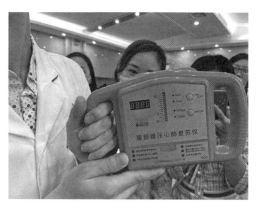

图 18　我国拥有自主知识产权的仪器——腹部提压心肺复苏仪

87. 腹部提压心肺复苏（AACD-CPR）仪临床操作的意义

腹部提压心肺复苏（AACD-CPR）仪的腹泵机制为实现高质量CPR奠定了基础。①海姆立克效应：AACD-CPR按压腹部使腹腔内压力上升致膈肌上移，迅速产生较高的呼出流速，排出气道和肺内的潴留物，帮助患者畅通上下呼吸道。②人工呼吸效应：AACD-CPR提拉与按压腹部促使膈肌上下移动，通过改变腹、胸腔内压力，促使肺部完成吸气与呼气动作，充分提供氧合。③人工循环增强效应：AACD-CPR为患者建立人工循环时，提拉与按压腹部可驱使动静脉血液回流增加，尤其是增加腹主动脉压的同时，提高了冠状动脉灌注压，增加了心排血量，建立更有效的人工循环。④争分夺秒的时间效应：AACD-CPR为患者进行复苏时，对上身的穿刺、气管插管等其他相关操作影响较小，充分提供血容量并提高了协同配合效率，同时为患者实施体外电除颤时，不需要停止按压，不影响腹部提压操作，为复苏赢得宝贵时间。当CA患者无胸外按压禁忌证时可协同运用AACD-CPR和STD-CPR（传统心肺复苏）技术。AACD-CPR可以对STD-CPR的抢救环节进行协同加强，提高CPR的效率和效果。当CA患者存在胸外按压禁忌证时，可运用AACD-CPR方法开放气道、协助呼吸、建立循环、放置电极贴片除颤而不需要停止按压，均能在与"死神"抗争、与时间赛跑上发挥作用。

 88. 试述腹部提压心肺复苏成功的临床表现

①面色（口唇）：复苏有效时，面色由发绀转为红润，若变为灰白，则说明复苏无效。②颈动脉搏动：按压有效时，每按压一次可触摸到颈动脉一次搏动，若中止按压搏动亦消失，则应继续进行胸外按压，如果停止按压后脉搏仍然存在，说明患者心搏已恢复。③出现自主呼吸。④瞳孔由大变小，有对光反射。⑤有眼球活动及四肢的抽动。

 89. 腹部提压终止抢救的标准

现场腹部提压应坚持不间断地进行，不可轻易做出停止复苏的决定，如符合下列条件者，现场抢救人员方可考虑终止复苏：①患者呼吸和循环已有效恢复；②无心搏和自主呼吸，腹部提压在常态下持续30分钟以上，必要时可以胸腹部按压提压同时进行，等待专业的医疗人士到达现场；③急救人员到场确定患者已死亡；④有急救人员接手承担复苏或其他人员接替抢救。

90. 腹部提压心肺复苏（AACD-CPR）的操作方法

腹部提压心肺复苏技术采用腹部提压心肺复苏仪（LW-1000）吸附于 CA 患者中上腹部，以 100 次 / 分钟的频率连续交替对腹部实施向上提拉（拉力 10 ～ 30kg）和向下按压（压力 40 ～ 50kg），达到同步建立人工循环和通气的心肺复苏方法。经过多年临床摸索与实践，总结出 AACD-CPR 标准化、多元化、个体化的操作方法。

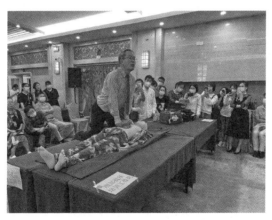

图 19　腹部提压心肺复苏技术现场教学

91. 传统心肺复苏法的局限性表现在哪些方面

传统心肺复苏法（STD-CPR）受胸外按压禁忌证局限性

的制约，而缩窄了其临床应用的范围。在实施按压时需要足够的力度（45～55kg）和幅度（5cm），有许多被救者发生肋骨骨折，而对于合并有胸部外伤肋骨骨折的心搏骤停（CA）患者，胸外按压因可能加重骨折、导致骨折断端伤及肺脏与胸膜而属于禁忌；且此时胸廓复张受限，难以保证传统的按压力度和幅度，影响"心泵"和"胸泵"作用的理想发挥，继而可降低 CPR 效果。因此对于部分具有胸外按压禁忌证的CA 患者而言，单一的胸外按压方法是不能满足临床需求的。

 92. **传统心肺复苏法的缺陷性表现在哪些方面**

传统心肺复苏法（STD-CPR）存在只能单一建立循环而不能兼顾呼吸的缺陷性。依国际心肺复苏指南的胸外按压与通气比例实施 CPR 时，胸外按压人工循环终止后再给予人工通气，这种在按压的中断期予以通气的方式，人为地使人工通气和胸外按压被独立开来，使其在进行人工呼吸时没有人工循环支持，导致通气与血流相脱节，通气／血流比（V/Q）异常，影响肺内气体交换，不能保证 CPR 时的氧合，导致复苏成功率降低。

93. 传统心肺复苏法的片面性表现在哪些方面

在临床上，CA 大致可分为原发性 CA 和继发性 CA 两类，其中继发性 CA 多因窒息缺氧引发（如溺水、呼吸衰竭等），CA 时氧储备可能已经耗尽，故更强调呼吸支持的重要性，此时提供符合生理机制的理想人工通气模式，即在人工循环的状态下给予同步通气，以保证肺泡换气的有效进行，确保 CPR 时的氧合，而单纯的 STD–CPR 胸外按压是不够的。当无条件建立人工气道，尤其是在经气管插管连接呼吸器通气前，尽早维持有效的肺通气极为重要。

94. 腹部提压心肺复苏法使用时的注意事项

①掌握好适应证；②操作人员必须要经过培训；③使用时向下按压的力度是 50kg，向上提拉的力度是 30kg；④每次提压的频率为 100 ～ 120 次 / 分钟；⑤保证提拉与按压 1∶1 的放松；⑥及时关注患者的生命体征变化；⑦必要时可以配合胸部心脏按压同步进行。

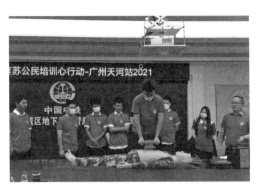

图 20　腹部提压心肺复苏现场学习

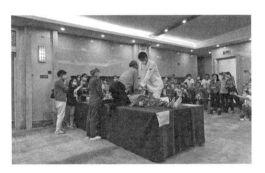

图 21　特殊体位腹部提压、心肺复苏联合操作

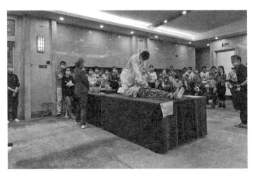

图 22　特殊体位腹部提压心肺复苏操作

95. **对于特殊情况如胸壁畸形，或胸骨、肋骨骨折等患者如何进行心肺复苏**

我国独创的腹部提压仪解决了胸壁畸形，或胸、肋骨骨折患者心脏骤停但不能做胸外心脏按压的难题。

腹部提压心肺复苏操作简单，可以在仪器指示音下精准操作。通过腹部提压器的灯闪提示按压位置、按压深度是否准确，如通过节拍器的指示进行操作可精准按压速率。

腹部提压心肺复苏的原理是胸泵、心泵和肺泵的共同作用，在操作中可以维持冠状动脉灌注压及血氧分压水平，不需吹气，即不用停顿按压，保证心肺复苏操作的连贯性。有效地解决了通气问题，克服了操作者对口对口人工呼吸的心理障碍。为不能接受胸外心脏按压的被施救者提供了生的希望。

96. **腹部提压心肺复苏的腹泵机制是什么**

Babbs 等提出了腹泵机制，认为在腹部加压时腹腔内压力升高，压迫肝脏促使肝脏内液迅速排空，这种排空作用使肝静脉血流汇入下腔静脉，血压提升。腹部放松时，腹腔内压力减小，腹腔大静脉开放，下肢血液顺利回流，适当的腹部压力每分钟可以产生 6L 的心排血量。当实施腹部按压时腹腔内压力升高，腹部脏器及容量血管受压，使腹部器官中含有的人体 25% 血液回流入心脏，增加动脉压力及冠脉灌注压。实施腹部提拉时，腹腔内压力减小，利于心脏输出，同时腹腔大静脉开放，下肢血液顺利回流，为下次心脏输出做准备。

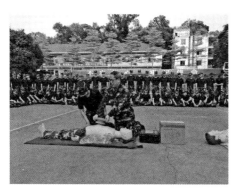

图 23　中国心肺复苏教学进军营（1）

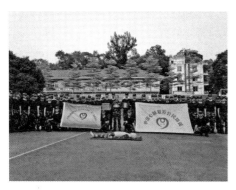

图 24　中国心肺复苏教学进军营（2）

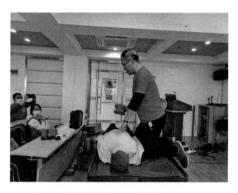

图 25　中国心肺复苏培训：腹部提压心肺复苏教学

动物致伤常见问题

97.　我们一般会通过什么途径感染狂犬病

狂犬病毒通过伤口或与黏膜表面直接接触而进入体内：

①大多数狂犬病患者是因为被携带狂犬病毒的动物咬伤所致。狂犬病毒不能入侵完整皮肤，但如果皮肤被抓伤或有溃疡面，接触狂犬病动物的唾液（如被狂犬病动物舔舐）也有较高感染危险。

②还有少部分患者可通过非创伤性途径感染，如狂犬病动物的唾液直接和人的鼻黏膜、眼结膜、口腔黏膜接触。

③也有经角膜、肾脏、肝脏等器官的移植而感染狂犬病的报道。

 98.　被健康的家犬咬伤会感染狂犬病毒吗

家犬或其他宠物是否携带狂犬病毒通常难以通过外观是否"健康"来判断。即使已经感染了狂犬病毒的动物，在出现典型狂犬病症状前也难以通过外观判断，而处于前驱期的动物，此时已经开始向外播散病毒。基于狂犬病潜伏期的不确定性，切勿因"十日观察法"而刻意等待10天，被看似正常的猫、犬咬伤后也须进行暴露后免疫预防处置。

理论上：①如果家犬在有效免疫，隔离饲养半年（狂犬病检疫期）以上，可排除狂犬病；②不能确定健康状态，应尽快启动规范处置。同时，为缓解恐慌或受条件所限，不能及时启动规范处置，可参考"十日观察法"，如果动物伤人后十天仍存活，可排除人被感染狂犬病的所有可能性。

99. 家犬打过疫苗后，人被咬伤还需要注射狂犬病疫苗吗

理论上讲，正规接种合格的兽用狂犬病疫苗的犬或猫应该不会罹患狂犬病，因此也不可能传播狂犬病毒。WHO 明确规定，家养宠物和家畜预防狂犬病应使用灭活的兽用狂犬病疫苗，野生动物的免疫可以使用减毒活疫苗。但实际上我们很难判断已经接种兽用狂犬病疫苗动物的免疫效果。而我国又是狂犬病发病的高风险国家，因此，即使是被已经接种了兽用狂犬病疫苗的犬或猫咬伤而发生暴露，依然建议按照正规程序进行狂犬病暴露后免疫预防处置，以预防人狂犬病的发生。

100. 只是被猫或犬爪子抓破皮会感染狂犬病毒吗

裸露的皮肤被轻咬，或无出血的轻微抓伤、擦伤属于Ⅱ级暴露，按照防治指南推荐：判定为Ⅱ级暴露者应当立即处

理伤口并接种狂犬病疫苗。确认为Ⅱ级暴露者且免疫功能低下的，或者Ⅱ级暴露位于头面部且致伤动物不能确定健康时及暴露于蝙蝠者，按照Ⅲ级暴露处置。

101. 被犬抓伤后应该怎么冲洗伤口呢（用酒精擦拭三五遍算不算消毒呢）

①伤口冲洗：目的是通过肥皂水（或弱碱性清洁剂）及流动清水降低伤口内病毒和细菌含量，从而降低或阻止病毒侵入。要求伤口冲洗时压力要适当，以清水冲洗为主，肥皂水（或弱碱性清洁剂）辅助，时间至少15分钟，要求做到有效冲洗，从而彻底清除伤口内的污物。建议最后一遍用生理盐水冲洗伤口以避免肥皂液或其他清洗剂残留。较深伤口冲洗时，用注射器或者高压脉冲器械伸入伤口深部进行灌注清洗，做到全面彻底。如条件允许，建议使用狂犬病专业清洗设备和专用清洗剂对伤口内部进行冲洗，目的是通过外科技术降低伤口感染率，促进愈合。

②消毒处理：彻底冲洗后使用碘制品、苯扎氯铵（0.005%～0.01%）或专用冲洗液或消毒剂对伤口内部进行消毒。（由于酒精不利于伤口愈合，且对于狂犬病毒杀灭作用有限，已不再推荐使用）

102. 正处于备孕阶段，被犬咬伤能不能注射狂犬病疫苗

现有研究未发现接种人用狂犬病疫苗对备孕及妊娠过程产生影响，因此接种人用狂犬病疫苗不影响备孕。

103. 孕期注射狂犬病疫苗会不会导致胎儿畸形

狂犬病疫苗使用说明书上告知：狂犬病疫苗使用无禁忌证。狂犬病毒是一种嗜神经病毒，它侵入人体后主要从末梢神经沿周围神经向中枢移行，引起脑脊髓炎，不引起病毒血症，因而一般不会通过脐带血和胎盘传给胎儿。研究表明，使用合格人用狂犬病疫苗一般不会给孕妇带来不良反应，也不会影响胎儿，不需要终止妊娠。

104. 哺乳期女性注射狂犬病疫苗后需要停止哺乳吗

哺乳期妇女被犬咬伤应按正常程序进行暴露后处置，人用狂犬病疫苗不会对哺乳有任何影响。

105.　目前正在注射新冠疫苗者能注射狂犬病疫苗吗

一般来说，同时接种两种以上不同的疫苗可能会出现免疫干扰现象。但是，对于病死率几乎 100% 的狂犬病，预防狂犬病发生应优先考虑。因此即使刚接种过新冠疫苗，也应立即、全程、规范地注射人用狂犬病疫苗，且优先接种人用狂犬病疫苗。狂犬病疫苗与新冠疫苗的接种最好间隔两周以上，以免疫苗间产生免疫干扰现象或加重不良反应发生概率。一般建议注射完狂犬病疫苗两周以后再继续接种新冠疫苗。

106.　正在治疗其他疾病（高血压、糖尿病、免疫系统疾病等）可以注射狂犬病疫苗吗

①暴露后预防接种禁忌：由于狂犬病几乎是 100% 致死性疾病，因此暴露后接种人用狂犬病疫苗无任何禁忌证，包括婴幼儿、孕妇、哺乳期妇女和免疫功能低下者。但接种前应充分询问受种者个体基本情况，如有无严重过敏史、其他严重疾病等。即使存在不适合接种疫苗的情况，也应在严密监护下接种疫苗。如受种者对某品牌疫苗的成分有明确过敏史，应更换无该成分的疫苗品种。

②暴露前预防接种禁忌：对于暴露前预防，对疫苗中任

何成分曾有严重过敏史者应视为接种同种疫苗的禁忌证。妊娠、患急性发热性疾病、急性疾病、慢性疾病的活动期、使用类固醇和免疫抑制剂者可酌情推迟暴露前免疫。

免疫缺陷者不建议进行暴露前免疫，如处在狂犬病高暴露风险中，亦可进行暴露前免疫，但完成免疫接种程序后需进行中和抗体检测。对一种品牌疫苗过敏者，可更换另一种品牌疫苗继续原有免疫程序。

107. 注射狂犬病疫苗后有哪些不良反应

个别人接种后可产生不良反应，如注射部位局部反应（疼痛、红肿、硬结等）；皮疹和荨麻疹等过敏反应；发热或全身不适等全身反应。具体如下：

①注射人用狂犬病疫苗后一般没有严重的不良反应。注射12～24小时，注射局部可出现轻微反应，如发红或轻度硬结，瘙痒，肿胀，这些不良反应可以在24～48小时自行消退，消退后不留任何痕迹，因此不需要停止注射人用狂犬病疫苗。

②偶见全身的过敏反应，表现为颈部、臂部、躯体、腿部有大小不一的皮肤荨麻疹，消退后不留痕迹。

③少数人还可能出现全身性反应，在注射17天内全身不适、头痛、发热、皮肤刺痒或出现皮疹、疲乏无力和食欲不

振等症状。

④极个别的还会出现罕见的变态反应，发生过敏性休克。为此，在接种人用狂犬病疫苗时，应配备急救药物，以备及时抢救。

⑤出现严重不良反应时可更换其他合格疫苗，继续原有程序接种。

108. 注射狂犬病疫苗安全吗

根据《狂犬病预防控制技术指南（2016 版）》中"疫苗安全性"提出：WHO 的立场文件中指出，狂犬病疫苗的安全性和耐受性整体较好。不良反应的出现与狂犬病疫苗的纯度、制备工艺、处方成分及剂型有关，并可能与产品各批次间的差异相关。

此外，疫苗的使用方式（上臂三角肌肌内、幼儿大腿前外侧肌内注射）和受种者的个体差异也有影响。据统计，有 35% ～ 45% 的受种者接种部位会出现一过性轻微红疹、疼痛和红肿，在接种加强针次时尤为显著。5% ～ 15% 的受种者曾观察到一过性发热、头痛、头晕、胃肠道症状等轻微全身不良反应，过敏、神经系统症状等严重不良反应罕见。

国内对国产与进口 Vero 细胞疫苗安全性对比研究发现，国产疫苗的局部红肿、硬结、疼痛、瘙痒的发生率分别为

1.4%、0.8%、17.1%和2.4%；发热、皮疹、头痛、疲劳乏力和其他全身反应的发生率分别为1.2%、0.4%、2.4%、4.2%和0.3%，上述不良反应均在第7天完全消失，与进口疫苗的安全性基本一致。对于肌内接种和皮内接种的不良反应发生率比较，有部分研究显示二者并无显著性差异，但也有研究显示皮内接种的不良反应发生率高于肌内接种，主要表现为局部红斑、疼痛和肿胀，但总体来讲反应较轻微。目前的研究表明，"2-1-1"程序与"5针法"程序比较，不良反应发生率无显著性差异。研究表明，孕妇接种狂犬病疫苗是安全的，并且不会对胎儿造成影响。对202名孕妇接种Vero细胞狂犬病疫苗的观察发现，孕妇的不良反应发生率与非孕妇无显著性差异，国内大量研究的结论与上述观点一致。

 109. 注射过狂犬病疫苗一定有效吗

根据《狂犬病预防控制技术指南（2016版）》"疫苗效力及免疫失败"指出：Nicholson 估计，在发达国家中应用细胞培养疫苗免疫失败率为每80000人中1例，而发展中国家为每12000到30000人中发生1例。由此看来，经过正确伤口处理及处方处置，狂犬病发病率得到了控制，事实证明狂犬病疫苗还是具有预防效果的，但不排除个别患者因自身免疫问题无法产生抗体。

110. 曾经对其他疫苗产生过严重过敏反应，还能注射狂犬病疫苗吗

由于狂犬病几乎是 100% 致死性疾病，因此暴露后接种人用狂犬病疫苗无任何禁忌证，包括婴幼儿、孕妇、哺乳期妇女和免疫功能低下者。但接种前应充分询问受种者个体基本情况，如有无严重过敏史、其他严重疾病等。即使存在不适合接种疫苗的情况，也应在严密监护下接种疫苗。如受种者对某品牌疫苗的成分有明确过敏史，应更换无该成分的疫苗品种。

111. 注射狂犬病疫苗后的注意事项

①接种后应在接种点观察 30 分钟，尤其是首剂接种者。
②接种后不得抓、挠接种部位。
③接种后不要立即洗澡，不能冲洗接种部位，不能搓揉。
④不应进行剧烈活动，饮食注意清淡，避免饮酒。

112. 注射完疫苗后多久可以洗澡、游泳

洗澡和游泳本身对人用狂犬病疫苗的免疫效果没有影响，

但接种疫苗当天应尽量不洗澡或游泳，目的是防止注射部位感染。

113. 局部注射完狂犬病疫苗后该如何进行护理

做好注射上肢的护理，避免注射部位红肿、感染，避免牵拉、剧烈运动等。

114. 疫苗注射完成后可维持多久的有效期（再次暴露后怎么处理）

再次暴露发生在首剂人用狂犬病疫苗接种后 7 天内（即未完成 1 周内三剂疫苗接种），若上次暴露未注射被动免疫制剂，此次暴露又属于被动免疫制剂使用适应证者，则应使用被动免疫制剂。

再次暴露发生在首剂人用狂犬病疫苗接种后 7 天内，若上次暴露已注射被动免疫制剂，则不需对再次暴露的伤口注射被动免疫制剂。

如再次暴露发生在首剂人用狂犬病疫苗接种 7 天以后（即已完成 1 周内三剂疫苗接种），或已经完成全程暴露后或暴露前免疫，则不需再使用被动免疫制剂。

任何一次暴露后均应首先对伤口进行彻底清洗和消毒处

理。一般情况下，全程接种人用狂犬病疫苗后体内抗体水平可维持至少 1 年。因此，如果再次暴露后，可按照以下原则进行疫苗接种：

①如再次暴露发生在免疫接种过程中（尤其已经在 1 周内完成三剂疫苗接种者），则继续按照原有程序完成全程接种，不需加大剂量或重新进行接种；

②全程免疫后半年内再次暴露者不需要再次免疫。

③全程免疫后半年到 1 年内再次暴露者，应当于 0 和 3 天各接种 1 剂疫苗。

④在 1 ～ 3 年内再次暴露者，应于 0、3、7 天各接种 1 剂疫苗。

⑤超过 3 年者应当全程接种疫苗。

115. 如果推迟注射时间该怎么办

人用狂犬病疫苗接种应当按时完成全程免疫，按照程序正确接种对机体产生抗狂犬病的免疫力非常关键，前三针尤为重要，尽量不要推迟。如某一针次延退一天或数天注射，其后续针次接种时间按原免疫程序的时间间隔相应顺延。延迟时间过长，建议重启全程接种程序。不建议提前接种。

可以接种国内外不同品牌狂犬病疫苗吗

《狂犬病预防控制技术指南（2016 版）》明文指出：尽量使用同一品牌狂犬病疫苗完成全程接种。若无法实现，可使用不同品牌的合格狂犬病疫苗继续按原程序完成全程接种，原则上不建议就诊者携带狂犬病疫苗至异地注射。

如果不是特殊情况，尽量注射同一个厂家的疫苗，那么如果要换不同厂家的疫苗应如何更换呢？

①四针法想换五针法如何换针呢？

四针法程序："2–1–1"，第 0 天左右上臂各接种一针，共两针；7 天后接种第三针；21 天后接种第四针。

五针法程序：0、3、7、14、28 天，各接种一剂。

如果第 0 天接种两针后，不良反应过大，承受不住，可以换五针法，相当于五针法的第二针，但由于五针法的第二针距离第一针 3 天，四针法的第二针距离第一针 7 天，相当于延迟 4 天，运用五针法后，接下来的每一针都要延迟 4 天。

②注射 Vero 细胞疫苗五针法想换人二倍体细胞疫苗五针法该如何换呢？

五针法程序：0、3、7、14、28 天，各接种一剂。

因为五针法的程序是一样的，如果要换针按程序接种就行了。

117. 与狂犬病患者握手接触会不会被传染

狂犬病毒不能入侵完整皮肤，但如果皮肤存在伤口或有溃疡面，接触狂犬病患者的唾液、血液也有较高感染危险。

118. 小孩子注射狂犬病疫苗会不会影响发育

为了确保疫苗的安全性和有效性，任何一种疫苗在上市前都要经过一系列临床试验，并经过国家药品监督管理部门检测，取得生物制品批签发合格证以后，疫苗生产企业才可以发放疫苗。目前尚未有研究发现接种狂犬病疫苗会对儿童产生不利影响，狂犬病疫苗中没有任何一种成分会影响儿童的智力发育和身体发育。

119. 什么情况下一定要注射狂犬病免疫球蛋白呢

要求所有使用者均是首次暴露后处置，首次暴露后处置指的是以前未注射过疫苗（没有用合格疫苗全程注射、暴露前接种、暴露后接种或暴露后加强）的情况。建议以下人群应用：Ⅲ级暴露者；患有严重免疫缺陷疾病者；长期大量使用免疫抑制剂者；头面部暴露者。

120. 被犬咬伤后最晚何时注射狂犬病疫苗有效

被犬咬伤后，越早打狂犬病疫苗越好，但并不是说超过某个时间段就无效或在某个时间段打就一定有效，而是根据患者体内的狂犬病毒有无发作决定，如果患者体内的狂犬病毒在被咬后几小时就发作了，那么在这几小时之前没有打狂犬病疫苗的，之后再打狂犬病疫苗都是无效的。若患者仅仅是被犬抓伤，伤势不大严重，在 48 小时内没有发病的，即使超过 48 小时打狂犬病疫苗也是有效果的。

121. 被人咬伤后需要注射狂犬病疫苗吗

不是一定要打。狂犬病的宿主动物包括所有的哺乳动物，其中也包括人。当人被有狂犬病的动物咬伤后，动物唾液中的病毒就沿神经系统到达大脑，在里面进行繁衍，致人发病，而只有发病后，病毒才会分散到人的唾液等腺体中。

所以人即使被犬咬但未发病时，其腺体中是不会有狂犬病毒的。进一步说就是，人只有被发了病的狂犬病患者咬伤才需要接种狂犬病疫苗。如果确信不是被狂犬病患者咬伤的，也不需要注射狂犬病疫苗。

虽然被人咬伤可能不需要注射狂犬病疫苗，但是人的口腔内细菌有 1000 多种，在处理被人咬伤的伤口时，要特别注意感染问题。

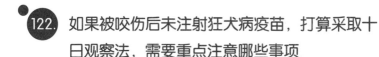

122. 如果被咬伤后未注射狂犬病疫苗，打算采取十日观察法，需要重点注意哪些事项

"十日观察法"是指被可疑的疯动物（犬或猫等）咬伤、抓伤后，将动物系留观察十天（在狂犬病流行的疫区需要先注射疫苗再观察），主要观察该动物是否出现死亡或者发病等情况。如果动物在十天的观察期内保持健康，可排除人被传染狂犬病的所有可能性。

123. 有感冒症状但并未出现发热，能不能注射狂犬病疫苗

根据临床大数据表明，出现感冒症状并未发热，可以注射狂犬病疫苗。

124. 正处于月经期，能不能注射狂犬病疫苗

《狂犬病预防控制技术指南（2016 版）》明文指出：狂犬病疫苗接种无禁忌。临床大数据表明可以注射。

125. 正在服用中药，能不能注射狂犬病疫苗

《狂犬病预防控制技术指南（2016 版）》明文指出：狂犬病疫苗接种无禁忌。临床大数据表明可以注射。

126. 注射狂犬病疫苗会不会引起发热

《狂犬病预防控制技术指南（2016 版）》明文指出：注射狂犬病疫苗有可能导致发热症状。

127. 注射狂犬病疫苗出现发热症状后，什么情况下需要就诊

由于免疫接种是异种蛋白的接种，所以个别儿童是会有不适的，通常表现为低热、恶心、呕吐、头疼等。这些通常在接种后 24 小时内出现，2 ～ 3 天就会自动消失。若体温不超过 38.3 ℃，尽量不吃退热药。如果过了两天，仍然发热，而且体温上升的话，最好到医院诊治。

128. 凌晨被动物咬伤后是否需要及时就诊

建议无论何时被动物咬伤都应及时就诊。

129. 凌晨到医院注射狂犬病疫苗应该就诊于什么科室

凌晨注射狂犬病疫苗应该就诊于急诊科，目前情况下，根据上级疾控部门的要求，结合医院的实际情况，医院的犬伤门诊大部分都设立在急诊科并且 24 小时值班和接诊。

130. 睡觉时被不明动物咬伤是否需要注射狂犬病疫苗

因为晚上睡觉时最容易被老鼠咬伤，又鉴于狂犬病的高致死率，所以需要注射狂犬病疫苗。

131. 被动物咬伤后就诊需要携带什么证件

需要携带身份证，有社保卡的需要携带社保卡。

132. 新冠疫情期间，被动物咬伤就诊时需要预约吗

新冠疫情期间，看被动物咬伤不需要预约，但是在预检分诊处要提供绿色的行程码，确定患者没有到过中、高风险区域。来院后于急诊科挂号就诊即可。

133. 目前，被动物抓伤或咬伤可以到哪些医院进行狂犬病疫苗注射

如果被动物抓伤、咬伤，注射狂犬病疫苗需要根据当地疾控部门的要求，到当地正规的、有资质的、疾控部门认定的医院进行动物致伤后伤口的处理、疫苗注射及相关知识普及。

134. 狂犬咬伤伤口的处理方式分为几种，其中对伤口一期缝合的优势和不足各有哪些

狂犬咬伤伤口的处理方式有几下 3 种：①一期缝合，是指伤后 8 小时以内缝合；②延期缝合，是指清创术后 24 ～ 72 小时内所做的缝合；③二期缝合，是指清创术后 8 天后对伤口所做的缝合，又分为早二期缝合（伤后 8 ～ 14 天进行伤口

缝合，其条件和方法与延期缝合相同）、晚二期缝合（伤后
15 天以后进行伤口缝合）。

其中，一期缝合的优势在于伤口愈合快，经济负担轻，
伤口瘢痕小，减轻患者换药痛苦；不足之处在于伤口病毒引
流不充分，有潜在的医疗纠纷风险，且大数据表明死亡的狂
犬病病例均为小伤口患者。

 135. 他人被犬咬伤，没有注射狂犬病疫苗也没有发病，我被同一只犬咬伤后还需要注射狂犬病疫苗吗

他人被同一只犬咬伤，没有注射狂犬病疫苗也没有发病，
而你自己被咬伤，需要注射狂犬病疫苗吗？这是两个问题。

第一，他人被咬伤没有发病，但有可能他进行过暴露前
预防。

第二，他人这次被犬咬伤没有注射疫苗，并不代表他就
不会发病，可能只是时间没有到，但是你自己被咬伤了，是
绝对需要注射疫苗的。根据中国疾病预防控制中心印发的
《狂犬病预防控制技术指南（2016 版）》明确指出，狂犬病是
由狂犬病毒感染引起的一种动物源性传染病，死亡率 100%，
一旦感染出现了狂犬病，将无药可救，所以针对此类情况，
一定要注射疫苗，不要存在侥幸心理。

医院内常见的几款疫苗都是进口的吗

目前医院内常见的几款疫苗都是经过国家疾控部门检验并颁发了相关许可证，均为国产的。

137. **为什么几款狂犬病疫苗的价格差这么多**

因为细胞基质和生产工艺不同。细胞基质不同，生产出来疫苗的数量也不一样，人二倍体细胞狂犬病疫苗（HDCV）在北美和西欧有超过 30 年的安全使用历史，大量的临床数据和科研报告显示 HDCV 安全可靠。但是因为 HDCV 的低产量和昂贵价格（美国 HDCV 售价 1780 美金 / 人份）等因素，限制了其在全世界的应用。

康华生物 HDCV 研制历时长达 10 年，获得"国家 863 科技项目"支持和"国家重点新产品"荣誉称号。2014 年，由康华生物研制的"国内唯一"——"人二倍体细胞狂犬病疫苗（HDCV）"获准上市，填补了市场空白，结束了我国大陆狂犬病免疫仅有动物细胞基质疫苗的历史，是中国狂犬病疫苗发展史上又一里程碑。

138.　医院内常见的几款狂犬病疫苗有什么区别

目前医院有两种类型的狂犬病疫苗：人二倍体细胞狂犬病疫苗、Vero 细胞狂犬病疫苗。

人二倍体细胞为正常核型细胞，无致癌性，HDCV 无任何外源动物杂质及神经毒性因子，具有更好的免疫原性和记忆性应答。

Vero 细胞在使用过程中需要控制其在一定的代次之内，制备的疫苗在使用过程中有一定的风险。

139.　一般注射狂犬病疫苗要多久才有效果

原则上，患者一般注射疫苗后 7 天起效，14 天产生抗体。也不排除部分患者产生抗体滴度弱的情况。

140.　在疫苗注射后、抗体起效前，会不会狂犬病发作呢

全程疫苗是五针，一般从第三针开始，机体就可以产生一点抗体，只是抗体浓度低，不能完全抵御病毒，也很难从血液中检测到。第四针时，机体产生比较多的抗体可以在血液中检测到了。第五针是加强针，机体会产生足够的抗体抵御病毒。

141. 出现一个 Ⅱ 级暴露伤口，能不能注射狂犬病免疫球蛋白

狂犬病被动免疫制剂的使用，其作用机理是在主动免疫诱导抗体之前，直接给暴露者体内提供中和抗体，通过局部运用，中和伤口处理后残留在伤口内的病毒，阻止病毒侵入感染，为疫苗注射后产生抗体争取时间，预防狂犬病的发生。可以得知，狂犬病免疫球蛋白的作用是中和伤口内的病毒，但是 Ⅱ 级伤口内病毒含量低，无须使用被动免疫。

142. 为什么狂犬病免疫球蛋白要按体重来计算注射剂量呢

因为被动免疫制剂是人工制备的抗体，作用机理是通过局部运用，中和伤口处理后残留在伤口内的病毒。从而最大限度地降低发病率及延长潜伏期，为疫苗接种后产生抗体争取时间。因为狂犬病毒会被吸收入血，所以为了能中和全身病毒含量，必须按每个人的体重进行计算。

143. 为什么狂犬病免疫球蛋白不直接注射入血液，而是注射在伤口边缘，这样有效果吗

因为狂犬病毒最初进入伤口时，不进入血液循环（通常在血液中检测不到狂犬病毒），而是在被咬伤的肌肉组织中复制，然后通过运动神经元的终板和轴突侵入外周神经系统。病毒进入外周神经后，以运输小泡为载体，沿轴突以逆轴浆运动的方向向中枢神经系统"向心性"移行，而不被感觉或交感神经末梢摄取。病毒在轴突移行期间不发生增殖，当到达背根神经节后，病毒即在其内大量增殖，然后侵入脊髓和整个中枢神经系统。所以我们要从伤口周围进行注射，中和狂犬病毒。

 144. 被动物咬伤一定要注射完五针狂犬病疫苗才有效果吗

大量研究显示，按期完成全程接种，机体均可产生有效抗体且可维持较长时间，未规范完成整个疫苗周期可能会造成免疫失败。

145. 犬科及猫科动物天生携带狂犬病毒吗

任何动物都不天生带有狂犬病毒，这种病属于传染病，而不是遗传病。

146. 狂犬病发作会有什么表现

狂犬病的临床症状有很大的不同，经典的迹象包括异常行为，发声改变，异食癖，性欲亢进，流口水，漫无目的地游走，"飞身猛咬""如骨在喉"症状，侵略性，动作不协调，瘫痪和抽搐。

147. 为什么Ⅲ级暴露伤口一定要注射狂犬病免疫球蛋白

Ⅲ级暴露指一处或多处贯穿性皮肤咬伤或抓伤，或破损皮肤被舔，或开放性伤口，黏膜被污染，暴露于蝙蝠。这种伤口病毒量大，有可能出现狂犬病潜伏期缩短的情况，注射狂犬病免疫球蛋白能够弥补狂犬病疫苗注射之后 1 ～ 2 个星期的空白。

148.　打算怀孕，有没有必要提前注射狂犬病疫苗

根据狂犬病防治文件建议：某些职业原因而具有狂犬病持续、高危暴露风险者应当进行暴露前免疫。如接触狂犬病毒及其他狂犬病毒属病原的实验室工作人员、兽医和动物操作者，均建议进行暴露前预防。而且据研究表明，使用合格人用狂犬病疫苗一般不会给孕妇带来不良反应，也不会影响胎儿，不需要终止妊娠。所以怀孕前没必要提前注射狂犬病疫苗。

149.　为什么狂犬病死亡率这么高

人间狂犬病潜伏期从 5 天至数年（通常 2 ～ 3 个月，极少超过 1 年），潜伏期长短与病毒的毒力、侵入部位的神经分布等因素相关。病毒数量越多，毒力越强，侵入部位神经越丰富，越靠近中枢神经系统，潜伏期就越短。此外，肌肉特异性小 RNA 可能通过抑制病毒在肌肉中的转录和复制影响潜伏期。狂犬病实验感染动物（如犬）的最长潜伏期为半年。在潜伏期内，病毒主要存在于外周肌肉或神经细胞中。

如无重症监护，患者会在出现神经系统症状后 1 ～ 5 天内死亡。目前对狂犬病导致死亡的病理生理学尚未阐明。尽管脑、脊髓、脊神经根的炎症广泛分布，但并没有破坏神经组织结构。死因可能是控制循环和呼吸系统的中枢神经系统受累或功能障碍。

150. 被犬抓了一下没有破皮，但是淤青了，需要注射狂犬病疫苗吗

接触或者喂养动物，或者完好的皮肤被舔，判定为Ⅰ级暴露者，无须进行处理。

151. 有没有必要给幼儿提前注射狂犬病疫苗

根据狂犬病防治文件建议：某些职业原因而具有狂犬病持续、高危暴露风险者应当进行暴露前免疫。如接触狂犬病毒及其他狂犬病毒属病原的实验室工作人员、兽医和动物操作者，均建议进行暴露前预防。幼儿没有必要提前注射狂犬病疫苗。

152. 婴幼儿注射狂犬病疫苗的不良反应会不会比成年人更严重

疫苗不良反应的发生原因可能为：①疫苗的质量。某批

疫苗质量不合格，疫苗纯度较低，疫苗的毒株、均匀度、生产工艺存在问题，疫苗中佐剂、防腐剂的添加，疫苗的冷链设备出现问题，都会影响疫苗的质量。②疫苗种类。部分疫苗较其他疫苗容易出现不良反应，这是由疫苗本身的性质决定的。有报道显示，接种百白破疫苗后，在注射部位容易出现发热、红肿、硬结等不良反应。③医护人员接种水平。接种人员疏忽导致误种、稀释液使用错误、接种部位有误、接种消毒工作做不好，不良反应程度有差别。④孩子的体质不同。孩子的体质不同，免疫力存在差别，接种反应也不同。有的孩子是过敏体质，部分疫苗就无法接种。所以不能说婴幼儿注射狂犬病疫苗的不良反应比成年人更严重。

153. 被蟑螂咬了有没有必要注射狂犬病疫苗

所有哺乳动物以外的动物均不传播狂犬病，如龟、鱼、鸟类等，其致伤后属于无暴露风险，无须进行狂犬病暴露后处置。蟑螂属于无风险动物，所以致伤后无须注射疫苗。

154. 吃了一口被犬舔过的食物，需要注射狂犬病疫苗吗

如果食物被一只带有狂犬病毒的犬舔了，并且被你马上

吃了，理论上狂犬病毒就会通过口腔黏膜进入人体，那么建议注射狂犬病疫苗。

如果该犬未感染狂犬病毒，那就不需要注射狂犬病疫苗。

155. 家属被犬咬了，需不需要分开吃饭

人属于低风险动物，普通接触无须处置。与狂犬病患者的密切接触应按高风险处置。正常人即使被犬咬伤但未发病时，其腺体中是不会有狂犬病毒的，故无须分开吃饭。

156. 如果患者几天前被犬咬伤，未注射疫苗，今天才有时间来医院，能不能注射狂犬病疫苗呢

注射狂犬病疫苗无禁忌证，受伤当时未注射狂犬病疫苗，今日来医院也是可以接种的，按照程序接种即可。

157. 用带伤口的手去摸了犬的毛发，会不会有感染狂犬病的危险

狂犬病毒是一种嗜神经厌氧病毒，主要生存在体液与神经组织里，对外界耐受性非常弱，易被日晒、加热、干燥和一般消毒剂杀灭，不能在环境中生存。唾液干燥后病毒即失

去传染性。接触到的皮毛处于干燥状态，上面不会存在有活性的狂犬病毒，所以没有感染的危险，不必过虑。

158. 剪掉的犬或猫指甲还会携带狂犬病毒吗

狂犬病毒是一种嗜神经厌氧病毒，易被日晒、加热、干燥和一般消毒剂杀灭，唾液干燥后病毒即失去传染性，被剪掉的指甲上病毒存活率低，不能在环境中生存。所以一般不用担心。

159. 被犬抓伤后应该怎么冲洗、消毒

首先用有一定压力的流动清水冲洗 15 分钟，有条件的可用专用冲洗机器或冲洗液冲洗伤口，其次使用碘制品专用消毒剂对伤口进行彻底消毒。

160. 人二倍体细胞狂犬病疫苗的优点

①人二倍体细胞狂犬病疫苗是采用健康人源细胞培养的狂犬病疫苗，是世界卫生组织推荐的"金标准"狂犬病疫苗，也是评价其他疫苗的标准疫苗。

②由于人二倍体细胞狂犬病疫苗是人源细胞培养基质，

相较于动物源性细胞狂犬病疫苗，也就是普通疫苗而言，其接种后的局部和全身不良反应发生率更小，理论上无潜在致肿瘤的 DNA 残留风险，无外源蛋白过敏风险，为目前最理想的细胞培养疫苗，更适合特殊人体接种。

③与市面上的其他狂犬病疫苗相比，人二倍体细胞狂犬病疫苗具有原材料、生产工艺等多方面优势，为民众接种狂犬病疫苗提供了更加优质理想的选择。

④人二倍体细胞狂犬病疫苗所使用的细胞基质——MRC-5 细胞是从欧洲引进的国际上广泛用于疫苗生产的人二倍体细胞，该细胞来源于健康人的胚胎组织，经过充分鉴定和检定，无异源病毒感染的风险，该细胞也是世界卫生组织推荐的疫苗生产用细胞基质，可以保障疫苗的质量和安全性。

161. 人二倍体细胞狂犬病疫苗的适用人群有哪些

人二倍体细胞狂犬病疫苗适用于全人群，人二倍体细胞狂犬病疫苗安全性更好，目前推荐重点人群：儿童、孕妇、老人、过敏体质者、头面部暴露者、全身多处暴露者、免疫力低下人群、慢性病患者。

第八章

动物致伤科普知识

162. 犬咬伤多人后，如何处理该犬

对应当地养犬管理条例可知，犬伤害他人时，养犬人应当立即将被伤害人送至医疗卫生部门诊治，并及时将伤人犬送到当地畜牧兽医部门检查处理。因养犬人或者第三人的过错，致使犬造成他人伤害的，养犬人或者第三人应当负担被伤害人的全部医疗费用，并赔偿被伤害人其他损失。

《中华人民共和国民法典》第1245条规定，饲养的动物造成他人损害的，动物饲养人或管理人应承担侵权责任，但是能够证明损害是因被侵权人故意或重大过失造成的，可以不承担或者减轻责任。

《中华人民共和国民法典》第1247条规定，禁止饲养的烈性犬等危险动物造成他人损害的，动物饲养人或者管理人应当承担侵权责任。犬类属于烈性犬等危险性较大的，无论别人是否故意挑衅，都需要对最终的损害后果承担责任。

163. 人与动物该如何相处

人类和自然界的关系比我们想象的要复杂得多。任何野生动物，无论是濒危的还是常见的，在生态系统中都有独特的功能和定位，其他物种无法取代。因此，要从源头上预防

新发传染病，我们能做的，就是不打扰——这也是人类与野生动物相处的最好方式。

不打扰的前提，是我们必须学会敬畏自然。中华文明历来强调"天人合一"的自然观，道家崇尚"道法自然""清静无为"，孔子提倡"钓而不网，弋不射宿"。如今，我国的经济社会发展进入到一个全新的历史阶段，随着习近平生态文明思想的形成、发展与成功实践，我们必须承认自然的主体价值，敬畏自然，敬畏生命。

不打扰的内涵，是我们必须学会和谐共生。杜绝不合理的野生动物消费只是最基本的要求，同时还要减少、杜绝对野生动物栖息地的侵扰。在很多人看来，山里没有了野生动物，山还是原来的山。而从生态学的角度看，没有了野生动物，山已经不是原来的山了。一些野生动物的相继灭绝，意味着地球生态系统被破坏，随后，各种自然灾害就会接踵而来。

不打扰的原则，是保持科学合理的距离。就在此次新型冠状病毒肆虐时，一些地方的野生动物管理站大面积驱赶越冬蝙蝠；有的地方将全村的犬灭杀掉，城市里的流浪猫犬瞬间多了起来……简单粗暴地将罪责转移到其他动物身上，是我们人类的错上加错。痛定思痛，我们应该深度思考：人类和野生动物之间到底应该保持什么样的距离？野生动物本来自由生长在自己的领地，如果不是人类的侵扰，病毒或致病菌又如何能够侵犯并危害人类的健康甚至生命呢？

不打扰的根本，是树立正确的价值理念。随着人类的贪欲不断膨胀，攫取自然的能力不断增强，当索取的东西超出自然界的产出时，生态平衡就会被打破，人类就将面临失去生存安全的危机。工业文明几百年突飞猛进的高消耗式发展，已经使地球生物圈退化到濒临崩溃的边缘。我们必须树立正确的价值观，以生态文明思想理念为统领，加快形成绿色生产方式和生活方式，自觉保护野生动物，维护生态平衡，实现人类与野生动物的友好共生、和谐共存。

 164. **高风险动物的发情期一般为什么时间**

犬是在繁殖期仅发情 1 次的单次发情动物，而猫在季节繁殖期内（1～8 月）反复发情。犬的发情不受季节影响，发情期间隔约 6～10 个月，该周期为发情周期。但巴辛吉犬例外，该犬只会在 1 年中相同的时期发情 1 次。另外，发情周期会在妊娠并分娩后的哺乳期期间变长，与无妊娠时相比要长约 40 天。犬类的发情周期分为发情前期、发情期、发情后期、休情期。

生活在热带的蝙蝠的发情期大都在每年的 3～5 月，生活在温带的蝙蝠发情期大都在 5～7 月。

165. 高风险动物发情期的表现是什么

高风险动物发情期的表现是：

母犬发情表现：①母犬发情的时候，会出现下体流血的情况，下体会出现红色的黏液；②母犬会出现兴奋性增强，活动增加，烦躁不安，吠声粗大，眼睛发亮等表现；③特别喜欢接近公犬，出现频繁小便的情况，可能还会骑跨在公犬身上；④食欲不振。

公犬发情表现：①公犬发情期没有母犬那么多问题，它不会出血，只不过会出现到处撒尿的情况，为的就是吸引母犬；②公犬发情期，性格会出现大变，野蛮霸道，具有打斗的倾向。

母猫发情表现：用两个前爪匍匐前进，打滚，发出叫声，被抚摸时会抬高臀部。

公猫发情表现：最显著的表现就是随地小便。

166. 如何做好防动物咬伤的科普宣传

通过组织预防狂犬病宣传活动，使广大群众对狂犬病的防治知识有了更多更深入的了解，进一步营造全社会共同关注和共同参与狂犬病防治工作的良好氛围。

167. 夫妻一方被犬咬伤或者发病,另一方要不要采取预防措施

如果夫妻双方之一被可疑犬咬伤,只要被咬伤者及时采取了预防措施,另一方不用接种疫苗。但如果夫妻一方已经发病,另一方就应立即采取预防措施,还要注意隔离。

168. 路上遇到高风险动物时,如何尽量防止被咬伤

首先,最重要的一点就是不要高声喊叫或者拔腿就跑!流浪犬捕猎意识极强,这会刺激犬的神经使他更兴奋,一般情况下人是跑不过犬的。其次也不要盯着犬的眼睛看,这会误使它认为你在进行挑衅。临场主要通过判断犬的行为意图来决定对策,对于大声冲你吠叫而不上前的犬,多半是认为你入侵了他的领地,办法是慢慢地倒退离开这片区域。如果你当时是在跑步或者骑车,就放慢速度,等待他失去兴趣转移注意力,但需要随时回头观察情况。

169. 路上遇到高风险动物时，是否需要拨打相关部门电话

根据相关法规，公安机关履行下列职责：①办理养犬登记和年审；②建立养犬管理和服务的电子信息系统，做到相关部门之间信息共享，为公众提供养犬信息服务；③负责禁养犬的处理、没收，巡查、处理违法养犬行为；④查处犬只扰民、伤人引起的治安案件；⑤捕杀狂犬；⑥受理和处理违法养犬行为的举报、投诉；⑦其他依法应当履行的职责。城管行政执法部门履行下列职责：①查处影响市容环境卫生的养犬行为；②负责管理犬只留检所；③负责流浪犬的及时捕捉和将其投送留检所的工作；④收留弃养犬只，对犬只尸体实施无害化处理；⑤查处违法占道售犬行为；⑥其他依法应当履行的职责。

所以，如果遇到的是正常犬只，可以拨打当地城管电话；如果遇到疯犬（咬人的犬），应拨打当地派出所电话。

 170. 购买意外险后，被动物咬伤在医院进行规范化治疗后，报销流程是怎样的

尽快拨打保险公司理赔电话，需要诊断证明、门诊病历、

发票、费用清单四样，若被咬伤者是学生，需校方出示在校证明与相关信息，提交材料，由保险公司报销。

 171. 注射狂犬病疫苗医保可以报销吗

注射狂犬病疫苗具体报销情况请参考本地区医保报销规定。

医保甲类药全报销，乙类药报 70%～80%（各地有差异）。小孩可以报门诊（限国产疫苗），大人没有门诊部分，只能刷自己的卡内金额。商业保险一般可以报销，外资保险公司对于进口和国产疫苗要求不是很严格，国资保险公司一般要求注射国产疫苗，否则不报销（具体情况参考各地规定）。

172. 公民被犬咬伤后处理的三个步骤

①尽快冲洗和清洗伤口，减少感染。在家里，如果是小伤口，立即用清水或肥皂水彻底冲洗，冲洗时间不能小于15分钟，把沾染在伤口上的血液和动物的唾液清洗干净。在医院内，如果伤口较大，软组织损伤严重，可以先进行局部止血，不宜过度冲洗，防止引发大出血。②挤压伤口，尽快消毒。边冲洗边用弱碱性液体涂抹伤口，防止病毒进入人体。在医院内有条件的可使用专业的冲洗设备和专用的冲洗液冲洗，更能提高效率。同时，冲洗后应尽快用酒精或碘酒在伤口内外进行消

毒，而且消毒后伤口不宜包扎。③简单处理后，应立刻带被咬伤者注射狂犬病疫苗、破伤风抗毒素，时间越早越好。

173. 疫苗接种过程的注意事项

疫苗接种过程的注意事项：①选择在同一家机构完成疫苗的接种，且严格按照接种时间进行接种。如果无法在同一机构进行接种，尽量使用同一种疫苗。②一定要完成疫苗接种全程，如果无法使用同一种疫苗完成接种，也应该更换疫苗，完成全程接种。③如果有情况不能按时接种，也可延迟1天或几天接种，其后续的接种时间按照原免疫程序的时间间隔继续顺延。

174. 家养宠物打了疫苗，就不会得狂犬病了吗

家养宠物打了疫苗，也不是绝对安全。尤其是犬，难保不跟外面的流浪犬进行交流，只要交流，就有可能感染病毒。

175. 在医院里有熟人，患者是否可以携带疫苗回家接种

根据《中华人民共和国疫苗管理法》要求，不准自己保

管疫苗，也不准自己携带疫苗回家接种。

 176. 被狂犬咬伤后，伤口部位越靠近中枢神经系统，潜伏期就越短吗

狂犬病毒经破损伤口或黏膜进入身体后到出现狂犬病症状前的这段时间被称为潜伏期。

潜伏期的影响因素非常复杂，比如伤口感染狂犬病毒的数量、伤口部位运动终板的密度、病毒进入中枢神经系统的距离，是否直接咬伤神经，病毒是否直接感染神经组织，与患者的年龄、个体差异、伤口部位、伤口深浅、伤口处理情况以及疫苗接种情况、狂犬病免疫球蛋白局部使用等因素有关。伤口部位越靠近中枢神经系统（如头、面、颈部），潜伏期就越短。

 177. 伤口处置、注射狂犬病免疫球蛋白、接种狂犬病疫苗，三个步骤有没有先后顺序

理论上首先应进行规范的伤口处置，其次是局部浸润注射狂犬病免疫球蛋白，最后是接种狂犬病疫苗，以及其他相关处置。

特殊情况应特殊处理。

①有狂犬病免疫球蛋白、无疫苗：处置伤口、使用狂犬病免疫球蛋白，尽快（24小时内）接种疫苗。医疗机构有必要告知患者周边哪些医院可以接种疫苗。尽量避免在接种狂犬病疫苗前一天以上注射被动免疫制剂。

②无狂犬病免疫球蛋白、有疫苗：处置伤口、接种疫苗，尽快（7天内）使用狂犬病免疫球蛋白。医疗机构有必要告知患者周边哪些医院可以注射狂犬病免疫球蛋白。

 178. **暴露后预防免疫失败的原因有哪些**

暴露后预防免疫失败的原因：第一，很多人都存在侥幸心理，感觉没事，小问题。被动物致伤后，没有及时到正规的医院、有能力处置的医院、有资质的医院或者疾控中心的犬伤门诊诊治；第二，没有根据患者的情况及时、正确地处理伤口，使用狂犬病免疫球蛋白、狂犬病疫苗等；第三，部分患者经济条件有限；第四，伤口暴露分级不准确；第五，暴露者免疫功能严重障碍，难以产生有效主动免疫，如HIV感染者、AIDS患者、先天性免疫功能缺陷、长期大量使用免疫抑制剂等。

179. 狂犬病疫苗的接种程序分为哪几类

分为"5针法"程序与"2-1-1"程序两种。

"5针法"程序：第0、3、7、14、28天各注射一针。

"2-1-1"程序：第0天左右上臂各接种一针，共两针；7天后接种第3针；21天后接种第4针。

180. 人体被犬的尿液洒到，要进行狂犬病疫苗的注射吗

一般来讲，不需要，按照正常流程冲洗身体即可。如果患者来医院就诊执意要求注射狂犬病疫苗，医生一定要做好解释工作。必要时可以寻求心理咨询。

181. 医护人员不小心发生狂犬病职业暴露该如何处置

狂犬病暴露是指被狂犬、疑似狂犬或者不能确定健康的狂犬病宿主动物咬伤、抓伤、舔舐黏膜或者破损皮肤处，或者开放性伤口、黏膜接触可能感染狂犬病毒的动物唾液或者组织。此外，罕见情况下，可以通过器官移植或吸入气溶胶

而感染狂犬病毒。

世界卫生组织狂犬病专家磋商会提出，所有持续、频繁暴露于狂犬病毒危险环境下的个体，均推荐：

①暴露前预防性狂犬病疫苗接种：如接触狂犬病毒的实验室工作人员、可能涉及狂犬病患者管理的医护人员等应在暴露前进行狂犬病疫苗接种。

②暴露后处置：如果不小心发生了狂犬病暴露，需要根据暴露级别进行伤口的处理，必要时接种疫苗及注射免疫球蛋白，这里就不再赘述，详细参照《狂犬病暴露预防处置工作规范》。

182. 对狂犬病患者进行日常诊疗会被传染吗

最常见的感染狂犬病毒原因是人被犬或猫等动物咬（抓）伤，但人是否会被狂犬病患者传染狂犬病毒呢？换言之，除了犬、猫等哺乳动物，狂犬病患者是否是传染源？明确传染源对防控至关重要！

在第9版《传染病学》教材中提及：狂犬病患者不是传染源，不形成人与人之间的传染，因其唾液中所含病毒量较少。

国外有文献报道器官移植可以导致狂犬病在人与人之间传播，其他人传人的情况极为罕见。对于人传人，国内无相关文献报道；来自埃塞俄比亚的 Jackson 等报道：一位 41 岁女性被感染狂犬病的儿子咬伤小手指，她 33 天后发病死亡。另一位狂犬病女性患者，患病期间多次亲吻儿子，小男孩在 36 天后患上狂犬病死亡。

以上案例虽仅是个案报道，但也警示我们，狂犬病存在人传人可能，实际诊疗活动中，与狂犬病患者或疑似患者接触时，应采取合理的防护措施。

183. 狂犬病患者是不是一定要单间安置？医护人员该如何防护

从防控角度看，如果狂犬病仅仅通过接触传播，有时单间安置患者不是必需的，但由于狂犬病毒存在空气传播的可能，同时鉴于狂犬病发病后 100% 的死亡率，由此建议：狂犬病患者或疑似患者应单间隔离。

从治疗的角度来说，单间隔离也是必需的，在第 9 版《传染病学》教材中明确指出，对于狂犬病患者应严格执行单间隔离，防止唾液污染，保持安静，减少声、光等刺激。

医务人员在做好标准预防的同时，应穿一次性隔离衣（防水型），戴帽子，戴口罩（宜为医用防护口罩），戴手套，穿鞋套等。

狂犬病患者出院后该如何进行终末处理

狂犬病毒不耐高温，悬液中的病毒经 56℃、30～60分钟或 100℃、2分钟即失去感染力。

狂犬病毒对脂溶剂（肥皂水、氯仿、丙酮等）、乙醇、过氧化氢、高锰酸钾、碘制剂以及季铵类化合物（如苯扎溴铵）等敏感。1∶500 稀释的季胺类消毒剂、45%～70% 乙醇、1% 肥皂水以及 5%～7% 碘溶液均可在 1 分钟内灭活病毒，但病毒不易被来苏水溶液灭活。

所以狂犬病患者的环境清洁消毒等终末处理，按照常规消毒方法进行即可，不需特殊处理。

 中药如何预防狂犬病

《肘后备急方》是由晋代葛洪编著的。这本书里面有一章"治卒为犬所咬毒方"，是治疗被犬咬伤的。方法："先嗍却恶血，灸疮中十壮，明日以去。日灸一壮，满百乃止。"

这种被犬咬后清理伤口并在伤口热灸的方法，符合现代医学治疗原则。狂犬病毒不耐热，比如 56°C 时 30～60 分钟即失去感染力。嗜神经性是狂犬病毒自然感染的主要特征，病毒最初进入伤口时，不进入血液循环，而是在被咬伤的肌治疗后，随访 2 ～ 10 年均未发病。

189. 医生接诊犬伤者，要做哪些工作

医生接诊后应询问患者动物暴露史，检查伤口，处理伤口（冲洗、清创、消毒），询问病史、过敏史、狂犬病疫苗接种史。告知受种者或其监护人所接种疫苗（或免疫血清）的品种、作用、禁忌、不良反应以及注意事项，要求受种者或其监护人认真阅读接种知情同意书并签名。按说明书程序进行疫苗接种，注明下次接种时间并交代医嘱。接种后观察患者 15 ～ 30 分钟。做好接种后疫苗和器材的处理工作，健全技术档案。

190. "三怕"是狂犬病发病的典型症状，具体内容是什么

狂犬病发病的典型症状是怕风、怕光、怕水。

191. 患者被犬所伤后，如果及时处理伤口，使用以下哪些方式，可以大大减少发病

患者被犬所伤后，如果及时处理伤口，注射狂犬病疫苗，

用消毒液清洗伤口，注射抗狂犬病毒血清，注射狂犬病免疫球蛋白，根据伤口情况注射吸附破伤风疫苗等可以减少发病的机会。

 192. 新型冠状病毒流行期间被犬所伤，是先进行新冠疫苗的注射，还是先进行狂犬病疫苗的注射

任何情况下，当因动物致伤、外伤等原因需接种狂犬病疫苗、破伤风疫苗、狂犬病免疫球蛋白、破伤风免疫球蛋白时，不考虑间隔，优先接种上述疫苗和免疫球蛋白。

来源：黑龙江省疾病预防控制中心制定《新冠病毒疫苗接种禁忌和注意事项指引（第二版）》

 193. 在注射狂犬病疫苗一个完整的周期内，可以进行新冠疫苗的注射吗

如果先接种了狂犬病疫苗、破伤风疫苗、狂犬病免疫球蛋白、破伤风免疫球蛋白等，需先完成上述疫苗最后一针接种，间隔 14 天后可以接种新冠病毒疫苗。

194. 正在接受计划免疫接种的儿童可否接种狂犬病疫苗

可以接种。正在进行计划免疫接种的儿童可按照正常免疫程序接种狂犬病疫苗。接种狂犬病疫苗期间也可按照正常免疫程序接种其他疫苗，但应优先接种狂犬病疫苗。

195. 本应按流程接种疫苗，晚了几天要重新按流程接种吗

不需要重新按流程接种，但是接种时间需要进行调整。按照程序正确接种对机体产生抗狂犬病的免疫力非常关键，当某一针次出现延迟一天或者数天注射，其后续针次接种时间按延迟后的原免疫程序间隔时间相应顺延。

196. 新型冠状病毒流行期间被犬咬伤，到医院进行狂犬病疫苗注射有哪些注意事项

新型冠状病毒流行期间被犬咬伤到医院进行狂犬病疫苗接种，首先要求个人必须做好防护工作，佩戴口罩。到医院时配合医院的院感工作人员等测量体温，出示个人的行程码，

填写新型冠状病毒流调表，没有问题后，挂急诊科号进行就诊，同医生进行医疗接诊工作。

197. 接种狂犬病疫苗后能马上进行体力劳动吗

接种疫苗后应避免劳累。在打完第一针疫苗之后，要合理地休息，不能从事剧烈的运动，比如足球、篮球等耗费大量体力的体育活动及重体力劳动，以避免过度疲劳、体力透支后着凉感冒产生不利于抗体形成的因素。

198. 接种狂犬病疫苗后可以马上饮酒吗

接种疫苗后应忌酒、浓茶及辛辣刺激性食物。酒精可能会加速狂犬病毒神经移动的速度而缩短潜伏期，故注射狂犬病疫苗期间，以不喝酒为宜，更不应酗酒。咖啡和茶应暂不饮用。海鲜不是接种该疫苗的饮食禁忌。另外，在全程注射完该疫苗15天左右，记得到医院检测是否产生了狂犬病抗体。

199. 接种狂犬病疫苗后可以怀孕吗

接种狂犬病疫苗期间可以正常备孕，世界卫生组织及我国疾控中心均明确提出，孕妇接种狂犬病疫苗是安全的，并且不会对胎儿造成影响。

 200. 被犬所伤后接种狂犬病疫苗期间可以同房吗

被犬所伤，接种狂犬病疫苗之后或者在接种狂犬病疫苗期间，可以正常进行性生活。狂犬病虽然是一种传染病，但人与人之间不存在性接触传播的可能，理论上来说，只有发了病的狂犬病患者咬了健康的人，才有使被他咬伤的人得狂犬病的可能，所以说夫妻之间是可以同房的，但也应该注意分寸，不要太过频繁。

动物致伤制度和政策法规

1. 疑似预防接种异常反应处理制度

①疑似预防接种异常反应包括疫苗不良反应、疫苗质量问题相关反应、接种差错相关反应、偶合症（偶合反应）和心因性反应。出现疑似预防接种异常反应时均须按要求上报和处理。

②对一般反应进行对症治疗，对异常反应、群体性反应和接种事故要采取应急救护措施，必要时转院治疗。要对反应的进展情况进行追踪观察。疫苗接种后速发型过敏反应处置参照各省疾病预防控制中心下发的处置流程执行。

③发生疑似预防接种异常反应后 48 小时内填写报告卡，向所在区疾病预防控制中心报告，怀疑与预防接种有关的死亡、严重残疾，群体性、对社会有重大影响的疑似预防接种异常反应，在 2 小时内填写报告卡，以电话等最快方式向区疾病预防控制中心报告。在报告同时，不得延误调查和救治工作。

④疑似预防接种异常反应调查的内容主要包括疫苗名称、批号、厂家、进苗途径、冷链记录、接种单位及人员资质，接种针次及剂量，接种对象年龄、性别、临床表现、既往健康状况和接种异常反应史、家族史、过敏史等。接种单位应配合相关部门进行调查。

⑤疑似预防接种异常反应的诊断，应由区级或以上的预防接种异常反应调查诊断专家组按规定的程序做出，其他任何组织或个人均不可做出相关诊断。

2. 相关犬类管理条例及法规

相关犬类管理条例及法规中最主要的是 2021 年 1 月 22 日，由中华人民共和国第十三届全国人民代表大会常务委员会第二十五次会议修订通过的《中华人民共和国动物防疫法》，自 2021 年 5 月 1 日起施行。

新修订的《中华人民共和国动物防疫法》规定如下：

①携带犬只出户应戴犬牌并系犬绳等。

②街道办事处、乡级人民政府组织协调居民委员会、村民委员会，做好本辖区流浪犬、猫的控制处置，防止疫病传播。

③县级以上地方人民政府应根据本地情况，决定在城市特定区域禁止家畜家禽活体交易。

本法还规定，对饲养的犬只未按规定定期进行狂犬病免疫接种的，可能被处罚款；逾期不改正的，除罚款外，还将由县级以上地方人民政府农业农村主管部门委托动物诊疗机构、无害化处理场所等代为处理，所需费用由违法行为人承担。

3. 动物检疫管理办法

第一章　总则

第一条　为加强动物检疫活动管理，预防、控制和扑灭动物疫病，保障动物及动物产品安全，保护人体健康，维护公共卫生安全，根据《中华人民共和国动物防疫法》（以下简称《动物防疫法》），制定本办法。

第二条　本办法适用于中华人民共和国领域内的动物检疫活动。

第三条　农业部主管全国动物检疫工作。

县级以上地方人民政府兽医主管部门主管本行政区域内的动物检疫工作。

县级以上地方人民政府设立的动物卫生监督机构负责本行政区域内动物、动物产品的检疫及其监督管理工作。

第四条　动物检疫的范围、对象和规程由农业部制定、调整并公布。

第五条　动物卫生监督机构指派官方兽医按照《动物防疫法》和本办法的规定对动物、动物产品实施检疫，出具检疫证明，加施检疫标志。

动物卫生监督机构可以根据检疫工作需要，指定兽医专业人员协助官方兽医实施动物检疫。

第六条　动物检疫遵循过程监管、风险控制、区域化和可追溯管理相结合的原则。

第二章　检疫申报

第七条　国家实行动物检疫申报制度。

动物卫生监督机构应当根据检疫工作需要，合理设置动物检疫申报点，并向社会公布动物检疫申报点、检疫范围和检疫对象。

县级以上人民政府兽医主管部门应当加强动物检疫申报点的建设和管理。

第八条　下列动物、动物产品在离开产地前，货主应当按规定时限向所在地动物卫生监督机构申报检疫：

（一）出售、运输动物产品和供屠宰、继续饲养的动物，应当提前3天申报检疫。

（二）出售、运输乳用动物、种用动物及其精液、卵、胚胎、种蛋，以及参加展览、演出和比赛的动物，应当提前15天申报检疫。

（三）向无规定动物疫病区输入相关易感动物、易感动物产品的，货主除按规定向输出地动物卫生监督机构申报检疫外，还应当在起运3天前向输入地省级动物卫生监督机构申报检疫。

第九条　合法捕获野生动物的，应当在捕获后3天内向捕获地县级动物卫生监督机构申报检疫。

第十条　屠宰动物的，应当提前6小时向所在地动物卫生监督机构申报检疫；急宰动物的，可以随时申报。

第十一条　申报检疫的，应当提交检疫申报单；跨省、自治区、直辖市调运乳用动物、种用动物及其精液、胚胎、种蛋的，还应当同时提交输入地省、自治区、直辖市动物卫生监督机构批准的《跨省引进乳用种用动物检疫审批表》。

申报检疫采取申报点填报、传真、电话等方式申报。采用电话申报的，需在现场补填检疫申报单。

第十二条　动物卫生监督机构受理检疫申报后，应当派出官方兽医到现场或指定地点实施检疫；不予受理的，应当说明理由。

第三章　产地检疫

第十三条　出售或者运输的动物、动物产品经所在地县级动物卫生监督机构的官方兽医检疫合格，并取得《动物检疫合格证明》后，方可离开产地。

第十四条　出售或者运输的动物，经检疫符合下列条件，由官方兽医出具《动物检疫合格证明》：

（一）来自非封锁区或者未发生相关动物疫情的饲养场（户）；

（二）按照国家规定进行了强制免疫，并在有效保护期内；

（三）临床检查健康；

（四）农业部规定需要进行实验室疫病检测的，检测结果符合要求；

（五）养殖档案相关记录和畜禽标识符合农业部规定。

乳用、种用动物和宠物，还应当符合农业部规定的健康标准。

第十五条　合法捕获的野生动物，经检疫符合下列条件，由官方兽医出具《动物检疫合格证明》后，方可饲养、经营和运输：

（一）来自非封锁区；

（二）临床检查健康；

（三）农业部规定需要进行实验室疫病检测的，检测结果符合要求。

第十六条　出售、运输的种用动物精液、卵、胚胎、种蛋，经检疫符合下列条件，由官方兽医出具《动物检疫合格证明》：

（一）来自非封锁区，或者未发生相关动物疫情的种用动物饲养场；

（二）供体动物按照国家规定进行了强制免疫，并在有效保护期内；

（三）供体动物符合动物健康标准；

（四）农业部规定需要进行实验室疫病检测的，检测结果符合要求；

（五）供体动物的养殖档案相关记录和畜禽标识符合农业部规定。

第十七条　出售、运输的骨、角、生皮、原毛、绒等产品，经检疫符合下列条件，由官方兽医出具《动物检疫合格证明》：

（一）来自非封锁区，或者未发生相关动物疫情的饲养场（户）；

（二）按有关规定消毒合格；

（三）农业部规定需要进行实验室疫病检测的，检测结果符合要求。

第十八条　经检疫不合格的动物、动物产品，由官方兽医出具检疫处理通知单，并监督货主按照农业部规定的技术规范处理。

第十九条　跨省、自治区、直辖市引进用于饲养的非乳用、非种用动物到达目的地后，货主或者承运人应当在 24 小时内向所在地县级动物卫生监督机构报告，并接受监督检查。

第二十条　跨省、自治区、直辖市引进的乳用、种用动物到达输入地后，在所在地动物卫生监督机构的监督下，应当在隔离场或饲养场（养殖小区）内的隔离舍进行隔离观察，大中型动物隔离期为 45 天，小型动物隔离期为 30 天。经隔离观察合格的方可混群饲养；不合格的，按照有关规定进行处理。隔离观察合格后需继续在省内运输的，货主应当申请更换《动物检疫合格证明》。动物卫生监督机构更换《动物检疫合格证明》不得收费。

第四章 屠宰检疫

第二十一条 县级动物卫生监督机构依法向屠宰场（厂、点）派驻（出）官方兽医实施检疫。屠宰场（厂、点）应当提供与屠宰规模相适应的官方兽医驻场检疫室和检疫操作台等设施。出场（厂、点）的动物产品应当经官方兽医检疫合格，加施检疫标志，并附有《动物检疫合格证明》。

第二十二条 进入屠宰场（厂、点）的动物应当附有《动物检疫合格证明》，并佩戴有农业部规定的畜禽标识。

官方兽医应当查验进场动物附具的《动物检疫合格证明》和佩戴的畜禽标识，检查待宰动物健康状况，对疑似染疫的动物进行隔离观察。

官方兽医应当按照农业部规定，在动物屠宰过程中实施全流程同步检疫和必要的实验室疫病检测。

第二十三条 经检疫符合下列条件的，由官方兽医出具《动物检疫合格证明》，对胴体及分割、包装的动物产品加盖检疫验讫印章或者加施其他检疫标志：

（一）无规定的传染病和寄生虫病；

（二）符合农业部规定的相关屠宰检疫规程要求；

（三）需要进行实验室疫病检测的，检测结果符合要求。

骨、角、生皮、原毛、绒的检疫还应当符合本办法第十七条有关规定。

第二十四条　经检疫不合格的动物、动物产品，由官方兽医出具检疫处理通知单，并监督屠宰场（厂、点）或者货主按照农业部规定的技术规范处理。

第二十五条　官方兽医应当回收进入屠宰场（厂、点）动物附具的《动物检疫合格证明》，填写屠宰检疫记录。回收的《动物检疫合格证明》应当保存十二个月以上。

第二十六条　经检疫合格的动物产品到达目的地后，需要直接在当地分销的，货主可以向输入地动物卫生监督机构申请换证，换证不得收费。换证应当符合下列条件：

（一）提供原始有效《动物检疫合格证明》，检疫标志完整，且证物相符；

（二）在有关国家标准规定的保质期内，且无腐败变质。

第二十七条　经检疫合格的动物产品到达目的地，贮藏后需继续调运或者分销的，货主可以向输入地动物卫生监督机构重新申报检疫。输入地县级以上动物卫生监督机构对符合下列条件的动物产品，出具《动物检疫合格证明》。

（一）提供原始有效《动物检疫合格证明》，检疫标志完整，且证物相符；

（二）在有关国家标准规定的保质期内，无腐败变质；

（三）有健全的出入库登记记录；

（四）农业部规定进行必要的实验室疫病检测的，检测结果符合要求。

第五章 水产检疫

第二十八条 出售或者运输水生动物的亲本、稚体、幼体、受精卵、发眼卵及其他遗传育种材料等水产苗种的，货主应当提前20天向所在地县级动物卫生监督机构申报检疫；经检疫合格，并取得《动物检疫合格证明》后，方可离开产地。

第二十九条 养殖、出售或者运输合法捕获的野生水产苗种的，货主应当在捕获野生水产苗种后2天内向所在地县级动物卫生监督机构申报检疫；经检疫合格，并取得《动物检疫合格证明》后，方可投放养殖场所、出售或者运输。

合法捕获的野生水产苗种实施检疫前，货主应当将其隔离在符合下列条件的临时检疫场地：

（一）与其他养殖场所有物理隔离设施；

（二）具有独立的进排水和废水无害化处理设施以及专用

渔具；

（三）农业部规定的其他防疫条件。

第三十条　水产苗种经检疫符合下列条件的，由官方兽医出具《动物检疫合格证明》：

（一）该苗种生产场近期未发生相关水生动物疫情；

（二）临床健康检查合格；

（三）农业部规定需要经水生动物疫病诊断实验室检验的，检验结果符合要求。

检疫不合格的，动物卫生监督机构应当监督货主按照农业部规定的技术规范处理。

第三十一条　跨省、自治区、直辖市引进水产苗种到达目的地后，货主或承运人应当在 24 小时内按照有关规定报告，并接受当地动物卫生监督机构的监督检查。

第六章　动物检疫

第三十二条　向无规定动物疫病区运输相关易感动物、动物产品的，除附有输出地动物卫生监督机构出具的《动物检疫合格证明》外，还应当向输入地省、自治区、直辖市动物卫生监督机构申报检疫，并按照本办法第三十三条、第三十四条规定取得输入地《动物检疫合格证明》。

第三十三条　输入到无规定动物疫病区的相关易感动物，应当在输入地省、自治区、直辖市动物卫生监督机构指定的隔离场所，按照农业部规定的无规定动物疫病区有关检疫要求隔离检疫。大中型动物隔离检疫期为45天，小型动物隔离检疫期为30天。隔离检疫合格的，由输入地省、自治区、直辖市动物卫生监督机构的官方兽医出具《动物检疫合格证明》；不合格的，不准进入，并依法处理。

第三十四条　输入到无规定动物疫病区的相关易感动物产品，应当在输入地省、自治区、直辖市动物卫生监督机构指定的地点，按照农业部规定的无规定动物疫病区有关检疫要求进行检疫。检疫合格的，由输入地省、自治区、直辖市动物卫生监督机构的官方兽医出具《动物检疫合格证明》；不合格的，不准进入，并依法处理。

第七章　检疫审批

第三十五条　跨省、自治区、直辖市引进乳用动物、种用动物及其精液、胚胎、种蛋的，货主应当填写《跨省引进乳用种用动物检疫审批表》，向输入地省、自治区、直辖市动物卫生监督机构申请办理审批手续。

第三十六条　输入地省、自治区、直辖市动物卫生监督机构应当自受理申请之日起10个工作日内，做出是否同意引进的决定。符合下列条件的，签发《跨省引进乳用种用动物检疫审批表》；不符合下列条件的，书面告知申请人，并说明理由。

（一）输出和输入饲养场、养殖小区取得《动物防疫条件合格证》;

（二）输入饲养场、养殖小区存栏的动物符合动物健康标准;

（三）输出的乳用、种用动物养殖档案相关记录符合农业部规定;

（四）输出的精液、胚胎、种蛋的供体符合动物健康标准。

第三十七条　货主凭输入地省、自治区、直辖市动物卫生监督机构签发的《跨省引进乳用种用动物检疫审批表》，按照本办法规定向输出地县级动物卫生监督机构申报检疫。输出地县级动物卫生监督机构应当按照本办法的规定实施检疫。

第三十八条　跨省引进乳用种用动物应当在《跨省引进乳用种用动物检疫审批表》有效期内运输。逾期引进的，货主应当重新办理审批手续。

第八章　检疫监督

第三十九条　屠宰、经营、运输以及参加展览、演出和比赛的动物，应当附有《动物检疫合格证明》;经营、运输的动物产品应当附有《动物检疫合格证明》和检疫标志。

对符合前款规定的动物、动物产品，动物卫生监督机构可以查验检疫证明、检疫标志，对动物、动物产品进行采样、留验、抽检，但不得重复检疫收费。

第四十条　依法应当检疫而未经检疫的动物，由动物卫生监督机构依照本条第二款规定补检，并依照《动物防疫法》处理处罚。

符合下列条件的，由动物卫生监督机构出具《动物检疫合格证明》；不符合的，按照农业部有关规定进行处理。

（一）畜禽标识符合农业部规定；

（二）临床检查健康；

（三）农业部规定需要进行实验室疫病检测的，检测结果符合要求。

第四十一条　依法应当检疫而未经检疫的骨、角、生皮、原毛、绒等产品，符合下列条件的，由动物卫生监督机构出具《动物检疫合格证明》；不符合的，予以没收销毁。同时，依照《动物防疫法》处理处罚。

（一）经外观检查无腐烂变质；

（二）按有关规定重新消毒；

（三）农业部规定需要进行实验室疫病检测的，检测结果符合要求。

第四十二条　依法应当检疫而未经检疫的精液、胚胎、种蛋等，符合下列条件的，由动物卫生监督机构出具《动物检疫合格证明》；不符合的，予以没收销毁。同时，依照《动物防疫法》处理处罚。

（一）货主在5天内提供输出地动物卫生监督机构出具的

来自非封锁区的证明和供体动物符合健康标准的证明；

（二）在规定的保质期内，并经外观检查无腐败变质；

（三）农业部规定需要进行实验室疫病检测的，检测结果符合要求。

第四十三条　依法应当检疫而未经检疫的肉、脏器、脂、头、蹄、血液、筋等，符合下列条件的，由动物卫生监督机构出具《动物检疫合格证明》，并依照《动物防疫法》第七十八条的规定进行处罚；不符合下列条件的，予以没收销毁，并依照《动物防疫法》第七十六条的规定进行处罚：

（一）货主在5天内提供输出地动物卫生监督机构出具的来自非封锁区的证明；

（二）经外观检查无病变、无腐败变质；

（三）农业部规定需要进行实验室疫病检测的，检测结果符合要求。

第四十四条　经铁路、公路、水路、航空运输依法应当检疫的动物、动物产品的，托运人托运时应当提供《动物检疫合格证明》。没有《动物检疫合格证明》的，承运人不得承运。

第四十五条　货主或者承运人应当在装载前和卸载后，对动物、动物产品的运载工具以及饲养用具、装载用具等，按照农业部规定的技术规范进行消毒，并对清除的垫料、粪便、污物等进行无害化处理。

第四十六条　封锁区内的商品蛋、生鲜奶的运输监管按照《重大动物疫情应急条例》实施。

第四十七条　经检疫合格的动物、动物产品应当在规定时间内到达目的地。经检疫合格的动物在运输途中发生疫情，应按有关规定报告并处置。

第九章　罚则

第四十八条　违反本办法第十九条、第三十一条规定，跨省、自治区、直辖市引进用于饲养的非乳用、非种用动物和水产苗种到达目的地后，未向所在地动物卫生监督机构报告的，由动物卫生监督机构处五百元以上二千元以下罚款。

第四十九条　违反本办法第二十条规定，跨省、自治区、直辖市引进的乳用、种用动物到达输入地后，未按规定进行隔离观察的，由动物卫生监督机构责令改正，处二千元以上一万元以下罚款。

第五十条　其他违反本办法规定的行为，依照《动物防疫法》有关规定予以处罚。

第十章　附则

第五十一条　动物卫生监督证章标志格式或样式由农业部统一制定。

第五十二条　水产苗种产地检疫，由地方动物卫生监督机构委托同级渔业主管部门实施。水产苗种以外的其他水生动物及其产品不实施检疫。

第五十三条 本办法自 2010 年 3 月 1 日起施行。农业部 2002 年 5 月 24 日发布的《动物检疫管理办法》（农业部令第 14 号）自本办法施行之日起废止。

4. 疫苗流通和预防接种管理条例

（2005 年 3 月 24 日中华人民共和国国务院令第 434 号公布 根据 2016 年 4 月 23 日《国务院关于修改〈疫苗流通和预防接种管理条例〉的决定》修订）

第一章 总则

第一条 为了加强对疫苗流通和预防接种的管理，预防、控制传染病的发生、流行，保障人体健康和公共卫生，根据《中华人民共和国药品管理法》（以下简称药品管理法）和《中华人民共和国传染病防治法》（以下简称传染病防治法），制定本条例。

第二条 本条例所称疫苗，是指为了预防、控制传染病的发生、流行，用于人体预防接种的疫苗类预防性生物制品。

疫苗分为两类。第一类疫苗，是指政府免费向公民提供，公民应当依照政府的规定受种的疫苗，包括国家免疫规划确定的疫苗，省、自治区、直辖市人民政府在执行国家免疫规划时增加的疫苗，以及县级以上人民政府或者其卫生主管部门组织的应急接种或者群体性预防接种所使用的疫苗；第二类疫苗，是指由公民自费并且自愿受种的其他疫苗。

第三条　接种第一类疫苗由政府承担费用。接种第二类疫苗由受种者或者其监护人承担费用。

第四条　疫苗的流通、预防接种及其监督管理适用本条例。

第五条　国务院卫生主管部门根据全国范围内的传染病流行情况、人群免疫状况等因素，制定国家免疫规划；会同国务院财政部门拟订纳入国家免疫规划的疫苗种类，报国务院批准后公布。

省、自治区、直辖市人民政府在执行国家免疫规划时，根据本行政区域的传染病流行情况、人群免疫状况等因素，可以增加免费向公民提供的疫苗种类，并报国务院卫生主管部门备案。

第六条　国家实行有计划的预防接种制度，推行扩大免疫规划。

需要接种第一类疫苗的受种者应当依照本条例规定受种；受种者为未成年人的，其监护人应当配合有关的疾病预防控制机构和医疗机构等医疗卫生机构，保证受种者及时受种。

第七条　国务院卫生主管部门负责全国预防接种的监督管理工作。县级以上地方人民政府卫生主管部门负责本行政区域内预防接种的监督管理工作。

国务院药品监督管理部门负责全国疫苗的质量和流通的监督管理工作。省、自治区、直辖市人民政府药品监督管理部门负责本行政区域内疫苗的质量和流通的监督管理工作。

第八条　经县级人民政府卫生主管部门依照本条例规定指定的医疗卫生机构（以下称接种单位），承担预防接种工作。县级人民政府卫生主管部门指定接种单位时，应当明确其责任区域。

县级以上人民政府应当对承担预防接种工作并做出显著成绩和贡献的接种单位及其工作人员给予奖励。

第九条　国家支持、鼓励单位和个人参与预防接种工作。各级人民政府应当完善有关制度，方便单位和个人参与预防接种工作的宣传、教育和捐赠等活动。

居民委员会、村民委员会应当配合有关部门开展与预防接种有关的宣传、教育工作，并协助组织居民、村民受种第一类疫苗。

第二章　疫苗流通

第十条　采购疫苗，应当通过省级公共资源交易平台进行。

第十一条　省级疾病预防控制机构应当根据国家免疫规划和本地区预防、控制传染病的发生、流行的需要，制定本地区第一类疫苗的使用计划（以下称使用计划），并向依照国家有关规定负责采购第一类疫苗的部门报告，同时报同级人民政府卫生主管部门备案。使用计划应当包括疫苗的品种、数量、供应渠道与供应方式等内容。

第十二条　依照国家有关规定负责采购第一类疫苗的部门应当依法与疫苗生产企业签订政府采购合同，约定疫苗的品种、数量、价格等内容。

第十三条　疫苗生产企业应当按照政府采购合同的约定，向省级疾病预防控制机构或者其指定的其他疾病预防控制机构供应第一类疫苗，不得向其他单位或者个人供应。

疫苗生产企业应当在其供应的纳入国家免疫规划疫苗的最小外包装的显著位置，标明"免费"字样以及国务院卫生主管部门规定的"免疫规划"专用标识。具体管理办法由国务院药品监督管理部门会同国务院卫生主管部门制定。

第十四条　省级疾病预防控制机构应当做好分发第一类疫苗的组织工作，并按照使用计划将第一类疫苗组织分发到设区的市级疾病预防控制机构或者县级疾病预防控制机构。县级疾病预防控制机构应当按照使用计划将第一类疫苗分发到接种单位和乡级医疗卫生机构。乡级医疗卫生机构应当将第一类疫苗分发到承担预防接种工作的村医疗卫生机构。医疗卫生机构不得向其他单位或者个人分发第一类疫苗；分发第一类疫苗，不得收取任何费用。

传染病暴发、流行时，县级以上地方人民政府或者其卫生主管部门需要采取应急接种措施的，设区的市级以上疾病预防控制机构可以直接向接种单位分发第一类疫苗。

第十五条 第二类疫苗由省级疾病预防控制机构组织在省级公共资源交易平台集中采购，由县级疾病预防控制机构向疫苗生产企业采购后供应给本行政区域的接种单位。

疫苗生产企业应当直接向县级疾病预防控制机构配送第二类疫苗，或者委托具备冷链储存、运输条件的企业配送。接受委托配送第二类疫苗的企业不得委托配送。

县级疾病预防控制机构向接种单位供应第二类疫苗可以收取疫苗费用以及储存、运输费用。疫苗费用按照采购价格收取，储存、运输费用按照省、自治区、直辖市的规定收取。收费情况应当向社会公开。

第十六条 疾病预防控制机构、接种单位、疫苗生产企业、接受委托配送疫苗的企业应当遵守疫苗储存、运输管理规范，保证疫苗质量。疫苗储存、运输的全过程应当始终处于规定的温度环境，不得脱离冷链，并定时监测、记录温度。对于冷链运输时间长、需要配送至偏远地区的疫苗，省级疾病预防控制机构应当提出加贴温度控制标签的要求。

疫苗储存、运输管理的相关规范由国务院卫生主管部门、药品监督管理部门制定。

第十七条　疫苗生产企业在销售疫苗时，应当提供由药品检验机构依法签发的生物制品每批检验合格或者审核批准证明复印件，并加盖企业印章；销售进口疫苗的，还应当提供进口药品通关单复印件，并加盖企业印章。

疾病预防控制机构、接种单位在接收或者购进疫苗时，应当向疫苗生产企业索取前款规定的证明文件，并保存至超过疫苗有效期2年备查。

第十八条　疫苗生产企业应当依照药品管理法和国务院药品监督管理部门的规定，建立真实、完整的销售记录，并保存至超过疫苗有效期2年备查。

疾病预防控制机构应当依照国务院卫生主管部门的规定，建立真实、完整的购进、储存、分发、供应记录，做到票、账、货、款一致，并保存至超过疫苗有效期2年备查。疾病预防控制机构接收或者购进疫苗时应当索要疫苗储存、运输全过程的温度监测记录；对不能提供全过程温度监测记录或者温度控制不符合要求的，不得接收或者购进，并应当立即向药品监督管理部门、卫生主管部门报告。

第三章　疫苗接种

第十九条　国务院卫生主管部门应当制定、公布预防接种工作规范，并根据疫苗的国家标准，结合传染病流行病学调查信息，制定、公布纳入国家免疫规划疫苗的免疫程序和其他疫苗的免疫程序或者使用指导原则。

省、自治区、直辖市人民政府卫生主管部门应当根据国务院卫生主管部门制定的免疫程序、疫苗使用指导原则，结合本行政区域的传染病流行情况，制定本行政区域的接种方案，并报国务院卫生主管部门备案。

第二十条　各级疾病预防控制机构依照各自职责，根据国家免疫规划或者接种方案，开展与预防接种相关的宣传、培训、技术指导、监测、评价、流行病学调查、应急处置等工作，并依照国务院卫生主管部门的规定做好记录。

第二十一条　接种单位应当具备下列条件：

（一）具有医疗机构执业许可证件；

（二）具有经过县级人民政府卫生主管部门组织的预防接种专业培训并考核合格的执业医师、执业助理医师、护士或者乡村医生；

（三）具有符合疫苗储存、运输管理规范的冷藏设施、设备和冷藏保管制度。

承担预防接种工作的城镇医疗卫生机构，应当设立预防接种门诊。

第二十二条　接种单位应当承担责任区域内的预防接种工作，并接受所在地的县级疾病预防控制机构的技术指导。

第二十三条　接种单位接收第一类疫苗或者购进第二类疫苗，应当索要疫苗储存、运输全过程的温度监测记录，建立并保存真实、完整的接收、购进记录，做到票、账、货、款一致。对不能提供全过程温度监测记录或者温度控制不符合要求的，接种单位不得接收或者购进，并应当立即向所在地县级人民政府药品监督管理部门、卫生主管部门报告。

接种单位应当根据预防接种工作的需要，制定第一类疫苗的需求计划和第二类疫苗的购买计划，并向县级人民政府卫生主管部门和县级疾病预防控制机构报告。

第二十四条　接种单位接种疫苗，应当遵守预防接种工作规范、免疫程序、疫苗使用指导原则和接种方案，并在其接种场所的显著位置公示第一类疫苗的品种和接种方法。

第二十五条　医疗卫生人员在实施接种前，应当告知受种者或者其监护人所接种疫苗的品种、作用、禁忌、不良反应以及注意事项，询问受种者的健康状况以及是否有接种禁忌等情况，并如实记录告知和询问情况。受种者或者其监护人应当了解预防接种的相关知识，并如实提供受种者的健康状况和接种禁忌等情况。

医疗卫生人员应当对符合接种条件的受种者实施接种，并依照国务院卫生主管部门的规定，记录疫苗的品种、生产企业、最小包装单位的识别信息、有效期、接种时间、实施接种的医疗卫生人员、受种者等内容。接种记录保存时间不得少于 5 年。

对于因有接种禁忌而不能接种的受种者，医疗卫生人员应当对受种者或者其监护人提出医学建议。

第二十六条　国家对儿童实行预防接种证制度。在儿童出生后 1 个月内，其监护人应当到儿童居住地承担预防接种工作的接种单位为其办理预防接种证。接种单位对儿童实施接种时，应当查验预防接种证，并做好记录。

儿童离开原居住地期间，由现居住地承担预防接种工作的接种单位负责对其实施接种。

预防接种证的格式由省、自治区、直辖市人民政府卫生主管部门制定。

第二十七条　儿童入托、入学时，托幼机构、学校应当查验预防接种证，发现未依照国家免疫规划受种的儿童，应当向所在地的县级疾病预防控制机构或者儿童居住地承担预防接种工作的接种单位报告，并配合疾病预防控制机构或者接种单位督促其监护人在儿童入托、入学后及时到接种单位补种。

第二十八条　接种单位应当按照国家免疫规划对居住在其责任区域内需要接种第一类疫苗的受种者接种，并达到国家免疫规划所要求的接种率。

疾病预防控制机构应当及时向接种单位分发第一类疫苗。

受种者或者其监护人要求自费选择接种第一类疫苗的同品种疫苗的，提供服务的接种单位应当告知费用承担、异常反应补偿方式以及本条例第二十五条规定的有关内容。

第二十九条　接种单位应当依照国务院卫生主管部门的规定对接种情况进行登记，并向所在地的县级人民政府卫生主管部门和县级疾病预防控制机构报告。接种单位在完成国家免疫规划后剩余第一类疫苗的，应当向原疫苗分发单位报告，并说明理由。

第三十条　接种单位接种第一类疫苗不得收取任何费用。

接种单位接种第二类疫苗可以收取服务费、接种耗材费，具体收费标准由所在地的省、自治区、直辖市人民政府价格主管部门核定。

第三十一条　县级以上地方人民政府卫生主管部门根据传染病监测和预警信息，为了预防、控制传染病的暴发、流行，需要在本行政区域内部分地区进行群体性预防接种的，应当报经本级人民政府决定，并向省、自治区、直辖市人民政府卫生主管部门备案；需要在省、自治区、直辖市行政区域全部范围内进行群体性预防接种的，应当由省、自治区、直辖市人民政府卫生主管部门报经本级人民政府决定，并向国务院卫生主管部门备案。需要在全国范围或者跨省、自治区、直辖市范围内进行群体性预防接种的，应当由国务院卫生主管部门决定。做出批准决定的人民政府或者国务院卫生主管部门应当组织有关部门做好人员培训、宣传教育、物资调用等工作。

任何单位或者个人不得擅自进行群体性预防接种。

第三十二条　传染病暴发、流行时，县级以上地方人民政府或者其卫生主管部门需要采取应急接种措施的，依照传染病防治法和《突发公共卫生事件应急条例》的规定执行。

第三十三条　国务院卫生主管部门或者省、自治区、直辖市人民政府卫生主管部门可以根据传染病监测和预警信息发布接种第二类疫苗的建议信息，其他任何单位和个人不得发布。

接种第二类疫苗的建议信息应当包含所针对传染病的防治知识、相关的接种方案等内容，但不得涉及具体的疫苗生产企业。

第四章　保障措施

第三十四条　县级以上人民政府应当将与国家免疫规划有关的预防接种工作纳入本行政区域的国民经济和社会发展

计划，对预防接种工作所需经费予以保障，保证达到国家免疫规划所要求的接种率，确保国家免疫规划的实施。

第三十五条　省、自治区、直辖市人民政府根据本行政区域传染病流行趋势，在国务院卫生主管部门确定的传染病预防、控制项目范围内，确定本行政区域与预防接种相关的项目，并保证项目的实施。

第三十六条　省、自治区、直辖市人民政府应当对购买、运输第一类疫苗所需经费予以保障，并保证本行政区域内疾病预防控制机构和接种单位冷链系统的建设、运转。

国家根据需要对贫困地区的预防接种工作给予适当支持。

第三十七条　县级人民政府应当保证实施国家免疫规划的预防接种所需经费，并依照国家有关规定对从事预防接种工作的乡村医生和其他基层预防保健人员给予适当补助。

省、自治区、直辖市人民政府和设区的市级人民政府应当对困难地区的县级人民政府开展与预防接种相关的工作给予必要的经费补助。

第三十八条　县级以上人民政府负责疫苗和有关物资的储备，以备调用。

第三十九条　各级财政安排用于预防接种的经费应当专款专用，任何单位和个人不得挪用、挤占。有关单位和个人使用用于预防接种的经费应当依法接受审计机关的审计监督。

第五章　预防接种异常反应的处理

第四十条　预防接种异常反应，是指合格的疫苗在实施规范接种过程中或者实施规范接种后造成受种者机体组织器官、功能损害，相关各方均无过错的药品不良反应。

第四十一条　下列情形不属于预防接种异常反应：

（一）因疫苗本身特性引起的接种后一般反应；

（二）因疫苗质量不合格给受种者造成的损害；

（三）因接种单位违反预防接种工作规范、免疫程序、疫苗使用指导原则、接种方案给受种者造成的损害；

（四）受种者在接种时正处于某种疾病的潜伏期或者前驱期，接种后偶合发病；

（五）受种者有疫苗说明书规定的接种禁忌，在接种前受种者或者其监护人未如实提供受种者的健康状况和接种禁忌等情况，接种后受种者原有疾病急性复发或者病情加重；

（六）因心理因素发生的个体或者群体的心因性反应。

第四十二条　疾病预防控制机构和接种单位及其医疗卫生人员发现预防接种异常反应、疑似预防接种异常反应或者接到相关报告的，应当依照预防接种工作规范及时处理，并立即报告所在地的县级人民政府卫生主管部门、药品监督管理部门。接到报告的卫生主管部门、药品监督管理部门应当立即组织调查处理。

第四十三条　县级以上地方人民政府卫生主管部门、药品监督管理部门应当将在本行政区域内发生的预防接种异常反应及其处理的情况，分别逐级上报至国务院卫生主管部门和药品监督管理部门。

第四十四条　预防接种异常反应争议发生后，接种单位或者受种方可以请求接种单位所在地的县级人民政府卫生主管部门处理。

因预防接种导致受种者死亡、严重残疾或者群体性疑似预防接种异常反应，接种单位或者受种方请求县级人民政府卫生主管部门处理的，接到处理请求的卫生主管部门应当采取必要的应急处置措施，及时向本级人民政府报告，并移送上一级人民政府卫生主管部门处理。

第四十五条　预防接种异常反应的鉴定参照《医疗事故处理条例》执行，具体办法由国务院卫生主管部门会同国务院药品监督管理部门制定。

第四十六条　因预防接种异常反应造成受种者死亡、严重残疾或者器官组织损伤的，应当给予一次性补偿。

因接种第一类疫苗引起预防接种异常反应需要对受种者予以补偿的，补偿费用由省、自治区、直辖市人民政府财政部门在预防接种工作经费中安排。因接种第二类疫苗引起预防接种异常反应需要对受种者予以补偿的，补偿费用由相关的疫苗生产企业承担。国家鼓励建立通过商业保险等形式对预防接种异常反应受种者予以补偿的机制。

预防接种异常反应具体补偿办法由省、自治区、直辖市人民政府制定。

第四十七条　因疫苗质量不合格给受种者造成损害的，依照药品管理法的有关规定处理；因接种单位违反预防接种工作规范、免疫程序、疫苗使用指导原则、接种方案给受种者造成损害的，依照《医疗事故处理条例》的有关规定处理。

第六章　监督管理

第四十八条　药品监督管理部门依照药品管理法及其实施条例的有关规定，对疫苗在储存、运输、供应、销售、分发和使用等环节中的质量进行监督检查，并将检查结果及时向同级卫生主管部门通报。药品监督管理部门根据监督检查需要对疫苗进行抽查检验的，有关单位和个人应当予以配合，不得拒绝。

第四十九条　药品监督管理部门在监督检查中，对有证据证明可能危害人体健康的疫苗及其有关材料可以采取查封、扣押的措施，并在7日内做出处理决定；疫苗需要检验的，应当自检验报告书发出之日起15日内做出处理决定。

疾病预防控制机构、接种单位、疫苗生产企业发现假劣或者质量可疑的疫苗，应当立即停止接种、分发、供应、销售，并立即向所在地的县级人民政府卫生主管部门和药品监督管理部门报告，不得自行处理。接到报告的卫生主管部门应当立即组织疾病预防控制机构和接种单位采取必要的应急处置措施，同时向上级卫生主管部门报告；接到报告的药品监督管理部门应当对假劣或者质量可疑的疫苗依法采取查封、扣押等措施。

第五十条　县级以上人民政府卫生主管部门在各自职责范围内履行下列监督检查职责：

（一）对医疗卫生机构实施国家免疫规划的情况进行监督检查；

（二）对疾病预防控制机构开展与预防接种相关的宣传、培训、技术指导等工作进行监督检查；

（三）对医疗卫生机构分发和购买疫苗的情况进行监督检查。

卫生主管部门应当主要通过对医疗卫生机构依照本条例规定所做的疫苗分发、储存、运输和接种等记录进行检查，履行监督管理职责；必要时，可以进行现场监督检查。卫生主管部门对监督检查情况应当予以记录，发现违法行为的，应当责令有关单位立即改正。

第五十一条　卫生主管部门、药品监督管理部门的工作人员依法履行监督检查职责时，不得少于2人，并出示证明文件；对被检查人的商业秘密应当保密。

第五十二条　卫生主管部门、药品监督管理部门发现疫苗质量问题和预防接种异常反应以及其他情况时，应当及时互相通报，实现信息共享。

第五十三条　任何单位和个人有权向卫生主管部门、药品监督管理部门举报违反本条例规定的行为，有权向本级人民政府、上级人民政府有关部门举报卫生主管部门、药品监督管理部门未依法履行监督管理职责的情况。接到举报的有关人民政府、卫生主管部门、药品监督管理部门对有关举报应当及时核实、处理。

第五十四条　国家建立疫苗全程追溯制度。国务院药品监督管理部门会同国务院卫生主管部门制定统一的疫苗追溯体系技术规范。

疫苗生产企业、疾病预防控制机构、接种单位应当依照药品管理法、本条例和国务院药品监督管理部门、卫生主管部门的规定建立疫苗追溯体系，如实记录疫苗的流通、使用信息，实现疫苗最小包装单位的生产、储存、运输、使用全过程可追溯。

国务院药品监督管理部门会同国务院卫生主管部门建立疫苗全程追溯协作机制。

第五十五条　疾病预防控制机构、接种单位对包装无法识别、超过有效期、脱离冷链、经检验不符合标准、来源不明的疫苗，应当如实登记，向所在地县级人民政府药品监督管理部门报告，由县级人民政府药品监督管理部门会同同级卫生主管部门按照规定监督销毁。疾病预防控制机构、接种单位应当如实记录销毁情况，销毁记录保存时间不得少于5年。

第七章　法律责任

第五十六条　县级以上人民政府卫生主管部门、药品监督管理部门违反本条例规定，有下列情形之一的，由本级人民政府、上级人民政府卫生主管部门或者药品监督管理部门责令改正，通报批评；造成受种者人身损害，传染病传播、流行或者其他严重后果的，对直接负责的主管人员和其他直接责任人员依法给予处分；造成特别严重后果的，其主要负责人还应当引咎辞职；构成犯罪的，依法追究刑事责任：

（一）未依照本条例规定履行监督检查职责，或者发现违法行为不及时查处的；

（二）未及时核实、处理对下级卫生主管部门、药品监督管理部门不履行监督管理职责的举报的；

（三）接到发现预防接种异常反应或者疑似预防接种异常反应的相关报告，未立即组织调查处理的；

（四）擅自进行群体性预防接种的；

（五）违反本条例的其他失职、渎职行为。

第五十七条　县级以上人民政府未依照本条例规定履行预防接种保障职责的，由上级人民政府责令改正，通报批评；造成传染病传播、流行或者其他严重后果的，对直接负责的主管人员和其他直接责任人员依法给予处分；发生特别严重的疫苗质量安全事件或者连续发生严重的疫苗质量安全事件的地区，其人民政府主要负责人还应当引咎辞职；构成犯罪的，依法追究刑事责任。

第五十八条　疾病预防控制机构有下列情形之一的，由县级以上人民政府卫生主管部门责令改正，通报批评，给予警告；有违法所得的，没收违法所得；拒不改正的，对主要负责人、直接负责的主管人员和其他直接责任人员依法给予警告至降级的处分：

（一）未按照使用计划将第一类疫苗分发到下级疾病预防控制机构、接种单位、乡级医疗卫生机构的；

（二）未依照规定建立并保存疫苗购进、储存、分发、供应记录的；

（三）接收或者购进疫苗时未依照规定索要温度监测记录，接收、购进不符合要求的疫苗，或者未依照规定报告的。

乡级医疗卫生机构未依照本条例规定将第一类疫苗分发到承担预防接种工作的村医疗卫生机构的，依照前款的规定给予处罚。

第五十九条 接种单位有下列情形之一的，由所在地的县级人民政府卫生主管部门责令改正，给予警告；拒不改正的，对主要负责人、直接负责的主管人员依法给予警告至降级的处分，对负有责任的医疗卫生人员责令暂停3个月以上6个月以下的执业活动：

（一）接收或者购进疫苗时未依照规定索要温度监测记录，接收、购进不符合要求的疫苗，或者未依照规定报告的；

（二）未依照规定建立并保存真实、完整的疫苗接收或者购进记录的；

（三）未在其接种场所的显著位置公示第一类疫苗的品种和接种方法的；

（四）医疗卫生人员在接种前，未依照本条例规定告知、询问受种者或者其监护人有关情况的；

（五）实施预防接种的医疗卫生人员未依照规定填写并保存接种记录的；

（六）未依照规定对接种疫苗的情况进行登记并报告的。

第六十条 疾病预防控制机构、接种单位有下列情形之一的，由县级以上地方人民政府卫生主管部门责令改正，给予警告；有违法所得的，没收违法所得；拒不改正的，对主要负责人、直接负责的主管人员和其他直接责任人员依法给予警告至撤职的处分；造成受种者人身损害或者其他严重后果的，对主要负责人、直接负责的主管人员依法给予开除的处分，并由原发证部门吊销负有责任的医疗卫生人员的执业证书；构成犯罪的，依法追究刑事责任：

（一）违反本条例规定，未通过省级公共资源交易平台采购疫苗的；

（二）违反本条例规定，从疫苗生产企业、县级疾病预防控制机构以外的单位或者个人购进第二类疫苗的；

（三）接种疫苗未遵守预防接种工作规范、免疫程序、疫苗使用指导原则、接种方案的；

（四）发现预防接种异常反应或者疑似预防接种异常反应，未依照规定及时处理或者报告的；

（五）擅自进行群体性预防接种的；

（六）未依照规定对包装无法识别、超过有效期、脱离冷链、经检验不符合标准、来源不明的疫苗进行登记、报告，或者未依照规定记录销毁情况的。

第六十一条　疾病预防控制机构、接种单位在疫苗分发、供应和接种过程中违反本条例规定收取费用的，由所在地的县级人民政府卫生主管部门监督其将违法收取的费用退还给原缴费的单位或者个人，并由县级以上人民政府价格主管部门依法给予处罚。

第六十二条　药品检验机构出具虚假的疫苗检验报告的，依照药品管理法第八十六条的规定处罚。

第六十三条　疫苗生产企业未依照规定建立并保存疫苗销售记录的，依照药品管理法第七十八条的规定处罚。

第六十四条　疫苗生产企业未依照规定在纳入国家免疫规划疫苗的最小外包装上标明"免费"字样以及"免疫规划"专用标识的，由药品监督管理部门责令改正，给予警告；拒不改正的，处5000元以上2万元以下的罚款，并封存相关的疫苗。

第六十五条　疫苗生产企业向县级疾病预防控制机构以外的单位或者个人销售第二类疫苗的，由药品监督管理部门没收违法销售的疫苗，并处违法销售的疫苗货值金额2倍以上5倍以下的罚款；有违法所得的，没收违法所得；其直接负责的主管人员和其他直接责任人员5年内不得从事药品生产经营活动；情节严重的，依法吊销疫苗生产资格或者撤销疫苗进口批准证明文件，其直接负责的主管人员和其他直接责任人员10年内不得从事药品生产经营活动；构成犯罪的，依法追究刑事责任。

第六十六条　疾病预防控制机构、接种单位、疫苗生产企业、接受委托配送疫苗的企业未在规定的冷藏条件下储存、运输疫苗的，由药品监督管理部门责令改正，给予警告，对所储存、运输的疫苗予以销毁；由卫生主管部门对疾病预防控制机构、接种单位的主要负责人、直接负责的主管人员和其他直接责任人员依法给予警告至撤职的处分，造成严重后果的，依法给予开除的处分，并吊销接种单位的接种资格；由药品监督管理部门依法责令疫苗生产企业、接受委托配送疫苗的企业停产、停业整顿，并处违反规定储存、运输的疫苗货值金额 2 倍以上 5 倍以下的罚款，造成严重后果的，依法吊销疫苗生产资格或者撤销疫苗进口批准证明文件，其直接负责的主管人员和其他直接责任人员 10 年内不得从事药品生产经营活动；构成犯罪的，依法追究刑事责任。

第六十七条　违反本条例规定发布接种第二类疫苗的建议信息的，由所在地或者行为发生地的县级人民政府卫生主管部门责令通过大众媒体消除影响，给予警告；有违法所得的，没收违法所得，并处违法所得 1 倍以上 3 倍以下的罚款；构成犯罪的，依法追究刑事责任。

第六十八条　未经卫生主管部门依法指定擅自从事接种工作的，由所在地或者行为发生地的县级人民政府卫生主管部门责令改正，给予警告；有违法持有的疫苗的，没收违法持有的疫苗；有违法所得的，没收违法所得；拒不改正的，对主要负责人、直接负责的主管人员和其他直接责任人员依法给予警告、降级的处分。

第六十九条　儿童入托、入学时，托幼机构、学校未依照规定查验预防接种证，或者发现未依照规定受种的儿童后未向疾病预防控制机构或者接种单位报告的，由县级以上地方人民政府教育主管部门责令改正，给予警告；拒不改正的，对主要负责人、直接负责的主管人员和其他直接责任人员依法给予处分。

第七十条　违反本条例规定，疫苗生产企业、县级疾病预防控制机构以外的单位或者个人经营疫苗的，由药品监督管理部门依照药品管理法第七十二条的规定处罚。

第七十一条　卫生主管部门、疾病预防控制机构、接种单位以外的单位或者个人违反本条例规定进行群体性预防接种的，由县级以上人民政府卫生主管部门责令立即改正，没收违法持有的疫苗，并处违法持有的疫苗货值金额2倍以上5倍以下的罚款；有违法所得的，没收违法所得。

第七十二条　单位和个人违反本条例规定，给受种者人身、财产造成损害的，依法承担民事责任。

第七十三条　以发生预防接种异常反应为由，寻衅滋事，扰乱接种单位的正常医疗秩序和预防接种异常反应鉴定工作的，依法给予治安管理处罚；构成犯罪的，依法追究刑事责任。

第八章　附则

第七十四条　本条例中下列用语的含义:

国家免疫规划,是指按照国家或者省、自治区、直辖市确定的疫苗品种、免疫程序或者接种方案,在人群中有计划地进行预防接种,以预防和控制特定传染病的发生和流行。

冷链,是指为保证疫苗从疫苗生产企业到接种单位运转过程中的质量而装备的储存、运输冷藏设施、设备。

一般反应,是指在免疫接种后发生的,由疫苗本身所固有的特性引起的,对机体只会造成一过性生理功能障碍的反应,主要有发热和局部红肿,同时可能伴有全身不适、倦怠、食欲不振、乏力等综合症状。

疫苗生产企业,是指我国境内的疫苗生产企业以及向我国出口疫苗的境外疫苗厂商指定的在我国境内的代理机构。

第七十五条　出入境预防接种管理办法由国家出入境检验检疫部门另行制定。

第七十六条　本条例自 2005 年 6 月 1 日起施行。

5. 传染病防治法实施办法

第一章　总则

第一条　根据《中华人民共和国传染病防治法》(以下简称《传染病防治法》)的规定,制定本办法。

第二条　国家对传染病实行预防为主的方针，各级政府在制定社会经济发展规划时，必须包括传染病防治目标，并组织有关部门共同实施。

第三条　各级政府卫生行政部门对传染病防治工作实施统一监督管理。

受国务院卫生行政部门委托的其他有关部门卫生主管机构，在本系统内行使《传染病防治法》第三十二条第一款所列职权。

军队的传染病防治工作，依照《传染病防治法》和本办法中的有关规定以及国家其他有关规定，由中国人民解放军卫生主管部门实施监督管理。

第四条　各级各类卫生防疫机构按照专业分工承担传染病监测管理的责任和范围，由省级政府卫生行政部门确定。

铁路、交通、民航、厂（场）矿的卫生防疫机构，承担本系统传染病监测管理工作，并接受本系统上级卫生主管机构和省级政府卫生行政部门指定的卫生防疫机构的业务指导。

第五条　各级各类医疗保健机构承担传染病防治管理的责任和范围，由当地政府卫生行政部门确定。

第六条　各级政府对预防、控制传染病做出显著成绩和贡献的单位和个人，应当给予奖励。

第二章　预防

第七条　各级政府应当组织有关部门，开展传染病预防知识和防治措施的卫生健康教育。

第八条　各级政府组织开展爱国卫生活动。

铁路、交通、民航部门负责组织消除交通工具的鼠害和各种病媒昆虫的危害。

农业、林业部门负责组织消除农田、牧场及林区的鼠害。

国务院各有关部委消除钉螺危害的分工，按照国务院的有关规定办理。

第九条　集中式供水必须符合国家《生活饮用水卫生标准》。

各单位自备水源，未经城市建设部门和卫生行政部门批准，不得与城镇集中式供水系统连接。

第十条　地方各级政府应当有计划地建设和改造公共卫生设施。

城市应当按照城市环境卫生设施标准修建公共厕所、垃圾粪便的无害化处理场和污水、雨水排放处理系统等公共卫生设施。

农村应当逐步改造厕所，对粪便进行无害化处理，加强对公共生活用水的卫生管理，建立必要的卫生管理制度。饮用水水源附近禁止有污水池、粪堆（坑）等污染源。禁止在饮用水水源附近洗刷便器和运输粪便的工具。

第十一条　国家实行有计划的预防接种制度。

中华人民共和国境内的任何人均应按照有关规定接受预

防接种。

各省、自治区、直辖市政府卫生行政部门可以根据当地传染病的流行情况，增加预防接种项目。

第十二条　国家对儿童实行预防接种证制度。

适龄儿童应当按照国家有关规定，接受预防接种。适龄儿童的家长或者监护人应当及时向医疗保健机构申请办理预防接种证。

托幼机构、学校在办理入托、入学手续时，应当查验预防接种证，未按规定接种的儿童应当及时补种。

第十三条　各级各类医疗保健机构的预防保健组织或者人员，在本单位及责任地段内承担下列工作：

（一）传染病疫情报告和管理；

（二）传染病预防和控制工作；

（三）卫生行政部门指定的卫生防疫机构交付的传染病防治和监测任务。

第十四条　医疗保健机构必须按照国务院卫生行政部门的有关规定，严格执行消毒隔离制度，防止医院内感染和医源性感染。

第十五条　卫生防疫机构和从事致病性微生物实验的科研、教学、生产等单位必须做到：

（一）建立健全防止致病性微生物扩散的制度和人体防护措施；

（二）严格执行实验操作规程，对实验后的样品、器材、污染物品等，按照有关规定严格消毒后处理；

（三）实验动物必须按照国家有关规定进行管理。

第十六条 传染病的菌（毒）种分为下列三类：

一类：鼠疫耶尔森氏菌、霍乱弧菌；天花病毒、艾滋病病毒；

二类：布氏菌、炭疽菌、麻风杆菌、肝炎病毒、狂犬病毒、出血热病毒、登革热病毒；斑疹伤寒立克次体；

三类：脑膜炎双球菌、链球菌、淋病双球菌、结核杆菌、百日咳嗜血杆菌、白喉棒状杆菌、沙门氏菌、志贺氏菌、破伤风梭状杆菌；钩端螺旋体、梅毒螺旋体；乙型脑炎病毒、脊髓灰质炎病毒、流感病毒、流行性腮腺炎病毒、麻疹病毒、风疹病毒。

国务院卫生行政部门可以根据情况增加或者减少菌（毒）种的种类。

第十七条 国家对传染病菌（毒）种的保藏、携带、运输实行严格管理：

（一）菌（毒）种的保藏由国务院卫生行政部门指定的单位负责；

（二）一、二类菌（毒）种的供应由国务院卫生行政部门指定的保藏管理单位供应。三类菌（毒）种由设有专业实验室的单位或者国务院卫生行政部门指定的保藏管理单位供应；

（三）使用一类菌（毒）种的单位，必须经国务院卫生行政部门批准；使用二类菌（毒）种的单位必须经省级政府卫生行政部门批准；使用三类菌（毒）种的单位，应当经县级政府卫生行政部门批准；

（四）一、二类菌（毒）种，应派专人向供应单位领取，不得邮寄；三类菌（毒）种的邮寄必须持有邮寄单位的证明，并按照菌（毒）种出寄与包装的有关规定办理。

第十八条　对患有下列传染病的病人或者病原携带者予以必要的隔离治疗，直至医疗保健机构证明其不具有传染性时，方可恢复工作：

（一）鼠疫、霍乱；

（二）艾滋病、病毒性肝炎、细菌性和阿米巴痢疾、伤寒和副伤寒、炭疽、斑疹伤寒、麻疹、百日咳、白喉、脊髓灰质炎、流行性脑脊髓膜炎、猩红热、流行性出血热、登革热、淋病、梅毒；

（三）肺结核、麻风病、流行性腮腺炎、风疹、急性出血性结膜炎。

第十九条　从事饮水、饮食、整容、保育等易使传染病扩散工作的从业人员，必须按照国家有关规定取得健康合格证后方可上岗。

第二十条　招用流动人员200人以上的用工单位，应当向当地政府卫生行政部门指定的卫生防疫机构报告，并按照要求采取预防控制传染病的卫生措施。

第二十一条　被甲类传染病病原体污染的污水、污物、粪便，有关单位和个人必须在卫生防疫人员的指导监督下，按照下列要求进行处理：

（一）被鼠疫病原体污染

1、被污染的室内空气、地面、四壁必须进行严格消毒，被污染的物品必须严格消毒或者焚烧处理；

2、彻底消除鼠疫疫区内的鼠类、蚤类；发现病鼠、死鼠应当送检；解剖检验后的鼠尸必须焚化；

3、疫区内啮齿类动物的皮毛不能就地进行有效的消毒处理时，必须在卫生防疫机构的监督下焚烧。

（二）被霍乱病原体污染

1、被污染的饮用水，必须进行严格消毒处理；

2、污水经消毒处理后排放；

3、被污染的食物要就地封存，消毒处理；

4、粪便消毒处理达到无害化；

5、被污染的物品，必须进行严格消毒或者焚烧处理。

第二十二条　被伤寒和副伤寒、细菌性痢疾、脊髓灰质炎、病毒性肝炎病原体污染的水、物品、粪便，有关单位和个人应当按照下列要求进行处理：

（一）被污染的饮用水，应当进行严格消毒处理；

（二）污水经消毒处理后排放；

（三）被污染的物品，应当进行严格消毒处理或者焚烧处理；

（四）粪便消毒处理达到无害化。

死于炭疽的动物尸体必须就地焚化，被污染的用具必须消毒处理，被污染的土地、草皮消毒后，必须将10厘米厚的表层土铲除，并在远离水源及河流的地方深埋。

第二十三条　出售、运输被传染病病原体污染或者来自疫区可能被传染病病原体污染的皮毛、旧衣物及生活用品等，必须按照卫生防疫机构的要求进行必要的卫生处理。

第二十四条　用于预防传染病的菌苗、疫苗等生物制品，由各省、自治区、直辖市卫生防疫机构统一向生物制品生产单位订购，其他任何单位和个人不得经营。

用于预防传染病的菌苗、疫苗等生物制品必须在卫生防疫机构监督指导下使用。

第二十五条　凡从事可能导致经血液传播传染病的美容、整容等单位和个人，必须执行国务院卫生行政部门的有关规定。

第二十六条　血站（库）、生物制品生产单位，必须严格执行国务院卫生行政部门的有关规定，保证血液、血液制品的质量，防止因输入血液、血液制品引起病毒性肝炎、艾滋病、疟疾等疾病的发生。任何单位和个人不准使用国务院卫生行政部门禁止进口的血液和血液制品。

第二十七条　生产、经营、使用消毒药剂和消毒器械、卫生用品、卫生材料、一次性医疗器材、隐形眼镜、人造器官等必须符合国家有关标准，不符合国家有关标准的不得生产、经营和使用。

第二十八条　发现人畜共患传染病已在人、畜间流行时，卫生行政部门与畜牧兽医部门应当深入疫区，按照职责分别对人、畜开展防治工作。

传染病流行区的家畜家禽，未经畜牧兽医部门检疫不得外运。

进入鼠疫自然疫源地捕猎旱獭应按照国家有关规定执行。

第二十九条　狂犬病的防治管理工作按照下列规定分工负责：

（一）公安部门负责县上城市养犬的审批与违章养犬的处理，捕杀狂犬、野犬。

（二）畜牧兽医部门负责兽用狂犬病疫苗的研制、生产和供应；对城乡经批准的养犬进行预防接种、登记和发放"家犬免疫证"；对犬类狂犬病的疫情进行监测和负责进出口犬类的检疫、免疫及管理。

（三）乡（镇）政府负责辖区内养犬的管理，捕杀狂犬、野犬。

（四）卫生部门负责人用狂犬病疫苗的供应、接种和病人的诊治。

第三十条 自然疫源地或者可能是自然疫源地的地区计划兴建大型建设项目时，建设单位在设计任务书批准后，应当向当地卫生防疫机构申请对施工环境进行卫生调查，并根据卫生防疫机构的意见采取必要的卫生防疫措施后，方可办理开工手续。

兴建城市规划内的建设项目，属于在自然疫源地和可能是自然疫源地范围内的，城市规划主管部门在核发建设工程规划许可证明中，必须有卫生防疫部门提出的有关意见及结论。建设单位在施工过程中，必须采取预防传染病传播和扩散的措施。

第三十一条 卫生防疫机构接到自然疫源地和可能是自然疫源地范围内兴办大型建设项目的建设单位的卫生调查申请后，应当及时组成调查组到现场进行调查，并提出该地区自然环境中可能存在的传染病病种、流行范围、流行强度及预防措施等意见和结论。

第三十二条 在自然疫源地或者可能是自然疫源地内施工的建设单位，应当设立预防保健组织负责施工期间的卫生防疫工作。

第三十三条 凡在生产、工作中接触传染病病原体的工作人员，可以按照国家有关规定申领卫生防疫津贴。

6. 疫苗管理法

中华人民共和国疫苗管理法

（2019 年 6 月 29 日第十三届全国人民代表大会常务委员会第十一次会议通过）

目 录

第一章 总 则

第一条 为了加强疫苗管理，保证疫苗质量和供应，规范预防接种，促进疫苗行业发展，保障公众健康，维护公共卫生安全，制定本法。

第二条　在中华人民共和国境内从事疫苗研制、生产、流通和预防接种及其监督管理活动，适用本法。本法未做规定的，适用《中华人民共和国药品管理法》《中华人民共和国传染病防治法》等法律、行政法规的规定。

本法所称疫苗，是指为预防、控制疾病的发生、流行，用于人体免疫接种的预防性生物制品，包括免疫规划疫苗和非免疫规划疫苗。

第三条　国家对疫苗实行最严格的管理制度，坚持安全第一、风险管理、全程管控、科学监管、社会共治。

第四条　国家坚持疫苗产品的战略性和公益性。

国家支持疫苗基础研究和应用研究，促进疫苗研制和创新，将预防、控制重大疾病的疫苗研制、生产和储备纳入国家战略。

国家制定疫苗行业发展规划和产业政策，支持疫苗产业发展和结构优化，鼓励疫苗生产规模化、集约化，不断提升疫苗生产工艺和质量水平。

第五条　疫苗上市许可持有人应当加强疫苗全生命周期质量管理，对疫苗的安全性、有效性和质量可控性负责。

从事疫苗研制、生产、流通和预防接种活动的单位和个人，应当遵守法律、法规、规章、标准和规范，保证全过程信息真实、准确、完整和可追溯，依法承担责任，接受社会监督。

第六条 国家实行免疫规划制度。

居住在中国境内的居民，依法享有接种免疫规划疫苗的权利，履行接种免疫规划疫苗的义务。政府免费向居民提供免疫规划疫苗。

县级以上人民政府及其有关部门应当保障适龄儿童接种免疫规划疫苗。监护人应当依法保证适龄儿童按时接种免疫规划疫苗。

第七条 县级以上人民政府应当将疫苗安全工作和预防接种工作纳入本级国民经济和社会发展规划，加强疫苗监督管理能力建设，建立健全疫苗监督管理工作机制。

县级以上地方人民政府对本行政区域疫苗监督管理工作负责，统一领导、组织、协调本行政区域疫苗监督管理工作。

第八条 国务院药品监督管理部门负责全国疫苗监督管理工作。国务院卫生健康主管部门负责全国预防接种监督管理工作。国务院其他有关部门在各自职责范围内负责与疫苗有关的监督管理工作。

省、自治区、直辖市人民政府药品监督管理部门负责本行政区域疫苗监督管理工作。设区的市级、县级人民政府承担药品监督管理职责的部门（以下称药品监督管理部门）负责本行政区域疫苗监督管理工作。县级以上地方人民政府卫生健康主管部门负责本行政区域预防接种监督管理工作。县级以上地方人民政府其他有关部门在各自职责范围内负责与疫苗有关的监督管理工作。

第九条　国务院和省、自治区、直辖市人民政府建立部门协调机制，统筹协调疫苗监督管理有关工作，定期分析疫苗安全形势，加强疫苗监督管理，保障疫苗供应。

第十条　国家实行疫苗全程电子追溯制度。

国务院药品监督管理部门会同国务院卫生健康主管部门制定统一的疫苗追溯标准和规范，建立全国疫苗电子追溯协同平台，整合疫苗生产、流通和预防接种全过程追溯信息，实现疫苗可追溯。

疫苗上市许可持有人应当建立疫苗电子追溯系统，与全国疫苗电子追溯协同平台相衔接，实现生产、流通和预防接种全过程最小包装单位疫苗可追溯、可核查。

疾病预防控制机构、接种单位应当依法如实记录疫苗流通、预防接种等情况，并按照规定向全国疫苗电子追溯协同平台提供追溯信息。

第十一条　疫苗研制、生产、检验等过程中应当建立健全生物安全管理制度，严格控制生物安全风险，加强菌毒株等病原微生物的生物安全管理，保护操作人员和公众的健康，保证菌毒株等病原微生物用途合法、正当。

疫苗研制、生产、检验等使用的菌毒株和细胞株，应当明确历史、生物学特征、代次，建立详细档案，保证来源合法、清晰、可追溯；来源不明的，不得使用。

第十二条　各级人民政府及其有关部门、疾病预防控制机构、接种单位、疫苗上市许可持有人和疫苗行业协会等应当通过全国儿童预防接种日等活动定期开展疫苗安全法律、法规以及预防接种知识等的宣传教育、普及工作。

新闻媒体应当开展疫苗安全法律、法规以及预防接种知识等的公益宣传，并对疫苗违法行为进行舆论监督。有关疫苗的宣传报道应当全面、科学、客观、公正。

第十三条　疫苗行业协会应当加强行业自律，建立健全行业规范，推动行业诚信体系建设，引导和督促会员依法开展生产经营等活动。

第二章　疫苗研制和注册

第十四条　国家根据疾病流行情况、人群免疫状况等因素，制定相关研制规划，安排必要资金，支持多联多价等新型疫苗的研制。

国家组织疫苗上市许可持有人、科研单位、医疗卫生机构联合攻关，研制疾病预防、控制急需的疫苗。

第十五条　国家鼓励疫苗上市许可持有人加大研制和创

新资金投入，优化生产工艺，提升质量控制水平，推动疫苗技术进步。

第十六条　开展疫苗临床试验，应当经国务院药品监督管理部门依法批准。

疫苗临床试验应当由符合国务院药品监督管理部门和国务院卫生健康主管部门规定条件的三级医疗机构或者省级以上疾病预防控制机构实施或者组织实施。

国家鼓励符合条件的医疗机构、疾病预防控制机构等依法开展疫苗临床试验。

第十七条　疫苗临床试验申办者应当制定临床试验方案，建立临床试验安全监测与评价制度，审慎选择受试者，合理设置受试者群体和年龄组，并根据风险程度采取有效措施，保护受试者合法权益。

第十八条　开展疫苗临床试验，应当取得受试者的书面知情同意；受试者为无民事行为能力人的，应当取得其监护人的书面知情同意；受试者为限制民事行为能力人的，应当取得本人及其监护人的书面知情同意。

第十九条　在中国境内上市的疫苗应当经国务院药品监督管理部门批准，取得药品注册证书；申请疫苗注册，应当提供真实、充分、可靠的数据、资料和样品。

对疾病预防、控制急需的疫苗和创新疫苗，国务院药品监督管理部门应当予以优先审评审批。

第二十条 应对重大突发公共卫生事件急需的疫苗或者国务院卫生健康主管部门认定急需的其他疫苗，经评估获益大于风险的，国务院药品监督管理部门可以附条件批准疫苗注册申请。

出现特别重大突发公共卫生事件或者其他严重威胁公众健康的紧急事件，国务院卫生健康主管部门根据传染病预防、控制需要提出紧急使用疫苗的建议，经国务院药品监督管理部门组织论证同意后可以在一定范围和期限内紧急使用。

第二十一条 国务院药品监督管理部门在批准疫苗注册申请时，对疫苗的生产工艺、质量控制标准和说明书、标签予以核准。

国务院药品监督管理部门应当在其网站上及时公布疫苗说明书、标签内容。

第三章 疫苗生产和批签发

第二十二条 国家对疫苗生产实行严格准入制度。

从事疫苗生产活动，应当经省级以上人民政府药品监督管理部门批准，取得药品生产许可证。

从事疫苗生产活动，除符合《中华人民共和国药品管理法》规定的从事药品生产活动的条件外，还应当具备下列条件：

（一）具备适度规模和足够的产能储备；

（二）具有保证生物安全的制度和设施、设备；

（三）符合疾病预防、控制需要。

疫苗上市许可持有人应当具备疫苗生产能力；超出疫苗生产能力确需委托生产的，应当经国务院药品监督管理部门批准。接受委托生产的，应当遵守本法规定和国家有关规定，保证疫苗质量。

第二十三条　疫苗上市许可持有人的法定代表人、主要负责人应当具有良好的信用记录，生产管理负责人、质量管理负责人、质量受权人等关键岗位人员应当具有相关专业背景和从业经历。

疫苗上市许可持有人应当加强对前款规定人员的培训和考核，及时将其任职和变更情况向省、自治区、直辖市人民政府药品监督管理部门报告。

第二十四条　疫苗应当按照经核准的生产工艺和质量控制标准进行生产和检验，生产全过程应当符合药品生产质量管理规范的要求。

疫苗上市许可持有人应当按照规定对疫苗生产全过程和疫苗质量进行审核、检验。

第二十五条　疫苗上市许可持有人应当建立完整的生产质量管理体系，持续加强偏差管理，采用信息化手段如实记录生产、检验过程中形成的所有数据，确保生产全过程持续符合法定要求。

第二十六条　国家实行疫苗批签发制度。

每批疫苗销售前或者进口时，应当经国务院药品监督管理部门指定的批签发机构按照相关技术要求进行审核、检验。符合要求的，发给批签发证明；不符合要求的，发给不予批签发通知书。

不予批签发的疫苗不得销售，并应当由省、自治区、直辖市人民政府药品监督管理部门监督销毁；不予批签发的进口疫苗应当由口岸所在地药品监督管理部门监督销毁或者依法进行其他处理。

国务院药品监督管理部门、批签发机构应当及时公布上市疫苗批签发结果，供公众查询。

第二十七条　申请疫苗批签发应当按照规定向批签发机构提供批生产及检验记录摘要等资料和同批号产品等样品。进口疫苗还应当提供原产地证明、批签发证明；在原产地免予批签发的，应当提供免予批签发证明。

第二十八条　预防、控制传染病疫情或者应对突发事件急需的疫苗，经国务院药品监督管理部门批准，免予批签发。

第二十九条　疫苗批签发应当逐批进行资料审核和抽样检验。疫苗批签发检验项目和检验频次应当根据疫苗质量风险评估情况进行动态调整。

对疫苗批签发申请资料或者样品的真实性有疑问，或者存在其他需要进一步核实的情况的，批签发机构应当予以核实，必要时应当采用现场抽样检验等方式组织开展现场核实。

第三十条　批签发机构在批签发过程中发现疫苗存在重大质量风险的，应当及时向国务院药品监督管理部门和省、自治区、直辖市人民政府药品监督管理部门报告。

接到报告的部门应当立即对疫苗上市许可持有人进行现场检查，根据检查结果通知批签发机构对疫苗上市许可持有人的相关产品或者所有产品不予批签发或者暂停批签发，并责令疫苗上市许可持有人整改。疫苗上市许可持有人应当立即整改，并及时将整改情况向责令其整改的部门报告。

第三十一条　对生产工艺偏差、质量差异、生产过程中的故障和事故以及采取的措施，疫苗上市许可持有人应当如实记录，并在相应批产品申请批签发的文件中载明；可能影响疫苗质量的，疫苗上市许可持有人应当立即采取措施，并向省、自治区、直辖市人民政府药品监督管理部门报告。

第四章　疫苗流通

第三十二条　国家免疫规划疫苗由国务院卫生健康主管部门会同国务院财政部门等组织集中招标或者统一谈判，形成并公布中标价格或者成交价格，各省、自治区、直辖市实行统一采购。

国家免疫规划疫苗以外的其他免疫规划疫苗、非免疫规划疫苗由各省、自治区、直辖市通过省级公共资源交易平台组织采购。

第三十三条　疫苗的价格由疫苗上市许可持有人依法自主合理制定。疫苗的价格水平、差价率、利润率应当保持在合理幅度。

第三十四条　省级疾病预防控制机构应当根据国家免疫规划和本行政区域疾病预防、控制需要，制定本行政区域免疫规划疫苗使用计划，并按照国家有关规定向组织采购疫苗的部门报告，同时报省、自治区、直辖市人民政府卫生健康主管部门备案。

第三十五条　疫苗上市许可持有人应当按照采购合同约定，向疾病预防控制机构供应疫苗。

疾病预防控制机构应当按照规定向接种单位供应疫苗。

疾病预防控制机构以外的单位和个人不得向接种单位供应疫苗，接种单位不得接收该疫苗。

第三十六条　疫苗上市许可持有人应当按照采购合同约定，向疾病预防控制机构或者疾病预防控制机构指定的接种单位配送疫苗。

疫苗上市许可持有人、疾病预防控制机构自行配送疫苗应当具备疫苗冷链储存、运输条件，也可以委托符合条件的疫苗配送单位配送疫苗。

疾病预防控制机构配送非免疫规划疫苗可以收取储存、运输费用，具体办法由国务院财政部门会同国务院价格主管部门制定，收费标准由省、自治区、直辖市人民政府价格主管部门会同财政部门制定。

第三十七条　疾病预防控制机构、接种单位、疫苗上市许可持有人、疫苗配送单位应当遵守疫苗储存、运输管理规范，保证疫苗质量。

疫苗在储存、运输全过程中应当处于规定的温度环境，冷链储存、运输应当符合要求，并定时监测、记录温度。

疫苗储存、运输管理规范由国务院药品监督管理部门、国务院卫生健康主管部门共同制定。

第三十八条　疫苗上市许可持有人在销售疫苗时，应当提供加盖其印章的批签发证明复印件或者电子文件；销售进口疫苗的，还应当提供加盖其印章的进口药品通关单复印件或者电子文件。

疾病预防控制机构、接种单位在接收或者购进疫苗时，应当索取前款规定的证明文件，并保存至疫苗有效期满后不少于五年备查。

第三十九条　疫苗上市许可持有人应当按照规定，建立真实、准确、完整的销售记录，并保存至疫苗有效期满后不少于五年备查。

疾病预防控制机构、接种单位、疫苗配送单位应当按照规定，建立真实、准确、完整的接收、购进、储存、配送、供应记录，并保存至疫苗有效期满后不少于五年备查。

疾病预防控制机构、接种单位接收或者购进疫苗时，应当索取本次运输、储存全过程温度监测记录，并保存至疫苗有效期满后不少于五年备查；对不能提供本次运输、储存全过程温度监测记录或者温度控制不符合要求的，不得接收或者购进，并应当立即向县级以上地方人民政府药品监督管理部门、卫生健康主管部门报告。

第四十条　疾病预防控制机构、接种单位应当建立疫苗定期检查制度，对存在包装无法识别、储存温度不符合要求、超过有效期等问题的疫苗，采取隔离存放、设置警示标志等措施，并按照国务院药品监督管理部门、卫生健康主管部门、生态环境主管部门的规定处置。疾病预防控制机构、接种单位应当如实记录处置情况，处置记录应当保存至疫苗有效期满后不少于五年备查。

第五章　预防接种

第四十一条　国务院卫生健康主管部门制定国家免疫规划；国家免疫规划疫苗种类由国务院卫生健康主管部门会同

国务院财政部门拟订，报国务院批准后公布。

国务院卫生健康主管部门建立国家免疫规划专家咨询委员会，并会同国务院财政部门建立国家免疫规划疫苗种类动态调整机制。

省、自治区、直辖市人民政府在执行国家免疫规划时，可以根据本行政区域疾病预防、控制需要，增加免疫规划疫苗种类，报国务院卫生健康主管部门备案并公布。

第四十二条　国务院卫生健康主管部门应当制定、公布预防接种工作规范，强化预防接种规范化管理。

国务院卫生健康主管部门应当制定、公布国家免疫规划疫苗的免疫程序和非免疫规划疫苗的使用指导原则。

省、自治区、直辖市人民政府卫生健康主管部门应当结合本行政区域实际情况制定接种方案，并报国务院卫生健康主管部门备案。

第四十三条　各级疾病预防控制机构应当按照各自职责，开展与预防接种相关的宣传、培训、技术指导、监测、评价、流行病学调查、应急处置等工作。

第四十四条　接种单位应当具备下列条件：

（一）取得医疗机构执业许可证；

（二）具有经过县级人民政府卫生健康主管部门组织的预防接种专业培训并考核合格的医师、护士或者乡村医生；

（三）具有符合疫苗储存、运输管理规范的冷藏设施、设备和冷藏保管制度。

县级以上地方人民政府卫生健康主管部门指定符合条件的医疗机构承担责任区域内免疫规划疫苗接种工作。符合条件的医疗机构可以承担非免疫规划疫苗接种工作，并应当报颁发其医疗机构执业许可证的卫生健康主管部门备案。

接种单位应当加强内部管理，开展预防接种工作应当遵守预防接种工作规范、免疫程序、疫苗使用指导原则和接种方案。

各级疾病预防控制机构应当加强对接种单位预防接种工作的技术指导和疫苗使用的管理。

第四十五条 医疗卫生人员实施接种，应当告知受种者或者其监护人所接种疫苗的品种、作用、禁忌、不良反应以及现场留观等注意事项，询问受种者的健康状况以及是否有接种禁忌等情况，并如实记录告知和询问情况。受种者或者其监护人应当如实提供受种者的健康状况和接种禁忌等情况。有接种禁忌不能接种的，医疗卫生人员应当向受种者或者其监护人提出医学建议，并如实记录提出医学建议情况。

医疗卫生人员在实施接种前，应当按照预防接种工作规范的要求，检查受种者健康状况、核查接种禁忌，查对预防接种证，检查疫苗、注射器的外观、批号、有效期，核对受种者的姓名、年龄和疫苗的品名、规格、剂量、接种部位、接种途径，做到受种者、预防接种证和疫苗信息相一致，确认无误后方可实施接种。

医疗卫生人员应当对符合接种条件的受种者实施接种。受种者在现场留观期间出现不良反应的，医疗卫生人员应当按照预防接种工作规范的要求，及时采取救治等措施。

第四十六条　医疗卫生人员应当按照国务院卫生健康主管部门的规定，真实、准确、完整记录疫苗的品种、上市许可持有人、最小包装单位的识别信息、有效期、接种时间、实施接种的医疗卫生人员、受种者等接种信息，确保接种信息可追溯、可查询。接种记录应当保存至疫苗有效期满后不少于五年备查。

第四十七条　国家对儿童实行预防接种证制度。在儿童出生后一个月内，其监护人应当到儿童居住地承担预防接种工作的接种单位或者出生医院为其办理预防接种证。接种单位或者出生医院不得拒绝办理。监护人应当妥善保管预防接种证。

预防接种实行居住地管理，儿童离开原居住地期间，由现居住地承担预防接种工作的接种单位负责对其实施接种。

预防接种证的格式由国务院卫生健康主管部门规定。

第四十八条　儿童入托、入学时，托幼机构、学校应当查验预防接种证，发现未按照规定接种免疫规划疫苗的，应当向儿童居住地或者托幼机构、学校所在地承担预防接种工作的接种单位报告，并配合接种单位督促其监护人按照规定补种。疾病预防控制机构应当为托幼机构、学校查验预防接种证等提供技术指导。

儿童入托、入学预防接种证查验办法由国务院卫生健康主管部门会同国务院教育行政部门制定。

第四十九条　接种单位接种免疫规划疫苗不得收取任何费用。

接种单位接种非免疫规划疫苗，除收取疫苗费用外，还可以收取接种服务费。接种服务费的收费标准由省、自治区、直辖市人民政府价格主管部门会同财政部门制定。

第五十条　县级以上地方人民政府卫生健康主管部门根据传染病监测和预警信息，为预防、控制传染病暴发、流行，报经本级人民政府决定，并报省级以上人民政府卫生健康主管部门备案，可以在本行政区域进行群体性预防接种。

需要在全国范围或者跨省、自治区、直辖市范围内进行群体性预防接种的，应当由国务院卫生健康主管部门决定。

做出群体性预防接种决定的县级以上地方人民政府或者国务院卫生健康主管部门应当组织有关部门做好人员培训、宣传教育、物资调用等工作。

任何单位和个人不得擅自进行群体性预防接种。

第五十一条　传染病暴发、流行时，县级以上地方人民政府或者其卫生健康主管部门需要采取应急接种措施的，依照法律、行政法规的规定执行。

第六章　异常反应监测和处理

第五十二条　预防接种异常反应，是指合格的疫苗在实施规范接种过程中或者实施规范接种后造成受种者机体组织器官、功能损害，相关各方均无过错的药品不良反应。

下列情形不属于预防接种异常反应：

（一）因疫苗本身特性引起的接种后一般反应；

（二）因疫苗质量问题给受种者造成的损害；

（三）因接种单位违反预防接种工作规范、免疫程序、疫苗使用指导原则、接种方案给受种者造成的损害；

（四）受种者在接种时正处于某种疾病的潜伏期或者前驱期，接种后偶合发病；

（五）受种者有疫苗说明书规定的接种禁忌，在接种前受种者或者其监护人未如实提供受种者的健康状况和接种禁忌等情况，接种后受种者原有疾病急性复发或者病情加重；

（六）因心理因素发生的个体或者群体的心因性反应。

第五十三条　国家加强预防接种异常反应监测。预防接种异常反应监测方案由国务院卫生健康主管部门会同国务院药品监督管理部门制定。

第五十四条　接种单位、医疗机构等发现疑似预防接种异常反应的，应当按照规定向疾病预防控制机构报告。

疫苗上市许可持有人应当设立专门机构，配备专职人员，主动收集、跟踪分析疑似预防接种异常反应，及时采取风险控制措施，将疑似预防接种异常反应向疾病预防控制机构报告，将质量分析报告提交省、自治区、直辖市人民政府药品监督管理部门。

第五十五条　对疑似预防接种异常反应，疾病预防控制机构应当按照规定及时报告，组织调查、诊断，并将调查、诊断结论告知受种者或者其监护人。对调查、诊断结论有争议的，可以根据国务院卫生健康主管部门制定的鉴定办法申请鉴定。

因预防接种导致受种者死亡、严重残疾，或者群体性疑似预防接种异常反应等对社会有重大影响的疑似预防接种异常反应，由设区的市级以上人民政府卫生健康主管部门、药品监督管理部门按照各自职责组织调查、处理。

第五十六条　国家实行预防接种异常反应补偿制度。实施接种过程中或者实施接种后出现受种者死亡、严重残疾、器官组织损伤等损害，属于预防接种异常反应或者不能排除的，应当给予补偿。补偿范围实行目录管理，并根据实际情况进行动态调整。

接种免疫规划疫苗所需的补偿费用，由省、自治区、直辖市人民政府财政部门在预防接种经费中安排；接种非免疫规划疫苗所需的补偿费用，由相关疫苗上市许可持有人承担。国家鼓励通过商业保险等多种形式对预防接种异常反应受种者予以补偿。

预防接种异常反应补偿应当及时、便民、合理。预防接种异常反应补偿范围、标准、程序由国务院规定，省、自治区、直辖市制定具体实施办法。

第七章 疫苗上市后管理

第五十七条 疫苗上市许可持有人应当建立健全疫苗全生命周期质量管理体系，制定并实施疫苗上市后风险管理计划，开展疫苗上市后研究，对疫苗的安全性、有效性和质量可控性进行进一步确证。

对批准疫苗注册申请时提出进一步研究要求的疫苗，疫苗上市许可持有人应当在规定期限内完成研究；逾期未完成研究或者不能证明其获益大于风险的，国务院药品监督管理部门应当依法处理，直至注销该疫苗的药品注册证书。

第五十八条 疫苗上市许可持有人应当对疫苗进行质量跟踪分析，持续提升质量控制标准，改进生产工艺，提高生产工艺稳定性。

生产工艺、生产场地、关键设备等发生变更的，应当进行评估、验证，按照国务院药品监督管理部门有关变更管理的规定备案或者报告；变更可能影响疫苗安全性、有效性和质量可控性的，应当经国务院药品监督管理部门批准。

第五十九条 疫苗上市许可持有人应当根据疫苗上市后研究、预防接种异常反应等情况持续更新说明书、标签，并按照规定申请核准或者备案。

国务院药品监督管理部门应当在其网站上及时公布更新后的疫苗说明书、标签内容。

第六十条 疫苗上市许可持有人应当建立疫苗质量回顾分析和风险报告制度，每年将疫苗生产流通、上市后研究、风险管理等情况按照规定如实向国务院药品监督管理部门报告。

第六十一条 国务院药品监督管理部门可以根据实际情况，责令疫苗上市许可持有人开展上市后评价或者直接组织开展上市后评价。

对预防接种异常反应严重或者其他原因危害人体健康的疫苗，国务院药品监督管理部门应当注销该疫苗的药品注册证书。

第六十二条 国务院药品监督管理部门可以根据疾病预防、控制需要和疫苗行业发展情况，组织对疫苗品种开展上市后评价，发现该疫苗品种的产品设计、生产工艺、安全性、有效性或者质量可控性明显劣于预防、控制同种疾病的其他疫苗品种的，应当注销该品种所有疫苗的药品注册证书并废止相应的国家药品标准。

第八章　保障措施

第六十三条　县级以上人民政府应当将疫苗安全工作、购买免疫规划疫苗和预防接种工作以及信息化建设等所需经费纳入本级政府预算，保证免疫规划制度的实施。

县级人民政府按照国家有关规定对从事预防接种工作的乡村医生和其他基层医疗卫生人员给予补助。

国家根据需要对经济欠发达地区的预防接种工作给予支持。省、自治区、直辖市人民政府和设区的市级人民政府应当对经济欠发达地区的县级人民政府开展与预防接种相关的工作给予必要的经费补助。

第六十四条　省、自治区、直辖市人民政府根据本行政区域传染病流行趋势，在国务院卫生健康主管部门确定的传染病预防、控制项目范围内，确定本行政区域与预防接种相关的项目，并保证项目的实施。

第六十五条　国务院卫生健康主管部门根据各省、自治区、直辖市国家免疫规划疫苗使用计划，向疫苗上市许可持有人提供国家免疫规划疫苗需求信息，疫苗上市许可持有人根据疫苗需求信息合理安排生产。

疫苗存在供应短缺风险时，国务院卫生健康主管部门、国务院药品监督管理部门提出建议，国务院工业和信息化主管部门、国务院财政部门应当采取有效措施，保障疫苗生产、供应。

疫苗上市许可持有人应当依法组织生产，保障疫苗供应；疫苗上市许可持有人停止疫苗生产的，应当及时向国务院药品监督管理部门或者省、自治区、直辖市人民政府药品监督管理部门报告。

第六十六条　国家将疫苗纳入战略物资储备，实行中央和省级两级储备。

国务院工业和信息化主管部门、财政部门会同国务院卫生健康主管部门、公安部门、市场监督管理部门和药品监督管理部门，根据疾病预防、控制和公共卫生应急准备的需要，加强储备疫苗的产能、产品管理，建立动态调整机制。

第六十七条　各级财政安排用于预防接种的经费应当专款专用，任何单位和个人不得挪用、挤占。

有关单位和个人使用预防接种的经费应当依法接受审计机关的审计监督。

第六十八条　国家实行疫苗责任强制保险制度。

疫苗上市许可持有人应当按照规定投保疫苗责任强制保

险。因疫苗质量问题造成受种者损害的，保险公司在承保的责任限额内予以赔付。

疫苗责任强制保险制度的具体实施办法，由国务院药品监督管理部门会同国务院卫生健康主管部门、保险监督管理机构等制定。

第六十九条 传染病暴发、流行时，相关疫苗上市许可持有人应当及时生产和供应预防、控制传染病的疫苗。交通运输单位应当优先运输预防、控制传染病的疫苗。县级以上人民政府及其有关部门应当做好组织、协调、保障工作。

第九章 监督管理

第七十条 药品监督管理部门、卫生健康主管部门按照各自职责对疫苗研制、生产、流通和预防接种全过程进行监督管理，监督疫苗上市许可持有人、疾病预防控制机构、接种单位等依法履行义务。

药品监督管理部门依法对疫苗研制、生产、储存、运输以及预防接种中的疫苗质量进行监督检查。卫生健康主管部门依法对免疫规划制度的实施、预防接种活动进行监督检查。

药品监督管理部门应当加强对疫苗上市许可持有人的现场检查；必要时，可以对为疫苗研制、生产、流通等活动提供产品或者服务的单位和个人进行延伸检查；有关单位和个人应当予以配合，不得拒绝和隐瞒。

第七十一条 国家建设中央和省级两级职业化、专业化药品检查员队伍，加强对疫苗的监督检查。

省、自治区、直辖市人民政府药品监督管理部门选派检查员入驻疫苗上市许可持有人。检查员负责监督检查药品生产质量管理规范执行情况，收集疫苗质量风险和违法违规线索，向省、自治区、直辖市人民政府药品监督管理部门报告情况并提出建议，对派驻期间的行为负责。

第七十二条 疫苗质量管理存在安全隐患，疫苗上市许可持有人等未及时采取措施消除的，药品监督管理部门可以采取责任约谈、限期整改等措施。

严重违反药品相关质量管理规范的，药品监督管理部门应当责令暂停疫苗生产、销售、配送，立即整改；整改完成后，经药品监督管理部门检查符合要求的，方可恢复生产、销售、配送。

药品监督管理部门应当建立疫苗上市许可持有人及其相关人员信用记录制度，纳入全国信用信息共享平台，按照规定公示其严重失信信息，实施联合惩戒。

第七十三条 疫苗存在或者疑似存在质量问题的，疫苗上市许可持有人、疾病预防控制机构、接种单位应当立即停止销售、配送、使用，必要时立即停止生产，按照规定向县级以上人民政府药品监督管理部门、卫生健康主管部门报告。

卫生健康主管部门应当立即组织疾病预防控制机构和接种单位采取必要的应急处置措施，同时向上级人民政府卫生健康主管部门报告。药品监督管理部门应当依法采取查封、扣押等措施。对已经销售的疫苗，疫苗上市许可持有人应当及时通知相关疾病预防控制机构、疫苗配送单位、接种单位，按照规定召回，如实记录召回和通知情况，疾病预防控制机构、疫苗配送单位、接种单位应当予以配合。

未依照前款规定停止生产、销售、配送、使用或者召回疫苗的，县级以上人民政府药品监督管理部门、卫生健康主管部门应当按照各自职责责令停止生产、销售、配送、使用或者召回疫苗。

疫苗上市许可持有人、疾病预防控制机构、接种单位发现存在或者疑似存在质量问题的疫苗，不得瞒报、谎报、缓报、漏报，不得隐匿、伪造、毁灭有关证据。

第七十四条　疫苗上市许可持有人应当建立信息公开制度，按照规定在其网站上及时公开疫苗产品信息、说明书和标签、药品相关质量管理规范执行情况、批签发情况、召回情况、接受检查和处罚情况以及投保疫苗责任强制保险情况等信息。

第七十五条　国务院药品监督管理部门会同国务院卫生健康主管部门等建立疫苗质量、预防接种等信息共享机制。

省级以上人民政府药品监督管理部门、卫生健康主管部门等应当按照科学、客观、及时、公开的原则，组织疫苗上市许可持有人、疾病预防控制机构、接种单位、新闻媒体、科研单位等，就疫苗质量和预防接种等信息进行交流沟通。

第七十六条　国家实行疫苗安全信息统一公布制度。

疫苗安全风险警示信息、重大疫苗安全事故及其调查处理信息和国务院确定需要统一公布的其他疫苗安全信息，由国务院药品监督管理部门会同有关部门公布。全国预防接种异常反应报告情况，由国务院卫生健康主管部门会同国务院药品监督管理部门统一公布。未经授权不得发布上述信息。公布重大疫苗安全信息，应当及时、准确、全面，并按照规定进行科学评估，做出必要的解释说明。

县级以上人民政府药品监督管理部门发现可能误导公众和社会舆论的疫苗安全信息，应当立即会同卫生健康主管部门及其他有关部门、专业机构、相关疫苗上市许可持有人等进行核实、分析，并及时公布结果。

任何单位和个人不得编造、散布虚假疫苗安全信息。

第七十七条　任何单位和个人有权依法了解疫苗信息，对疫苗监督管理工作提出意见、建议。

任何单位和个人有权向卫生健康主管部门、药品监督管理部门等部门举报疫苗违法行为，对卫生健康主管部门、药品监督管理部门等部门及其工作人员未依法履行监督管理职责的情况有权向本级或者上级人民政府及其有关部门、监察机关举报。有关部门、机关应当及时核实、处理；对查证属实的举报，按照规定给予举报人奖励；举报人举报所在单位严重违法行为，查证属实的，给予重奖。

第七十八条　县级以上人民政府应当制定疫苗安全事件应急预案，对疫苗安全事件分级、处置组织指挥体系与职责、预防预警机制、处置程序、应急保障措施等做出规定。

疫苗上市许可持有人应当制定疫苗安全事件处置方案，定期检查各项防范措施的落实情况，及时消除安全隐患。

发生疫苗安全事件，疫苗上市许可持有人应当立即向国务院药品监督管理部门或者省、自治区、直辖市人民政府药品监督管理部门报告；疾病预防控制机构、接种单位、医疗机构应当立即向县级以上人民政府卫生健康主管部门、药品监督管理部门报告。药品监督管理部门应当会同卫生健康主管部门按照应急预案的规定，成立疫苗安全事件处置指挥机构，开展医疗救治、风险控制、调查处理、信息发布、解释说明等工作，做好补种等善后处置工作。因质量问题造成的疫苗安全事件的补种费用由疫苗上市许可持有人承担。

有关单位和个人不得瞒报、谎报、缓报、漏报疫苗安全事件，不得隐匿、伪造、毁灭有关证据。

第十章　法律责任

第七十九条　违反本法规定，构成犯罪的，依法从重追究刑事责任。

第八十条　生产、销售的疫苗属于假药的，由省级以上人民政府药品监督管理部门没收违法所得和违法生产、销售的疫苗以及专门用于违法生产疫苗的原料、辅料、包装材料、设备等物品，责令停产停业整顿，吊销药品注册证书，直至吊销药品生产许可证等，并处违法生产、销售疫苗货值金额十五倍以上五十倍以下的罚款，货值金额不足五十万元的，按五十万元计算。

生产、销售的疫苗属于劣药的，由省级以上人民政府药品监督管理部门没收违法所得和违法生产、销售的疫苗以及专门用于违法生产疫苗的原料、辅料、包装材料、设备等物品，责令停产停业整顿，并处违法生产、销售疫苗货值金额十倍以上三十倍以下的罚款，货值金额不足五十万元的，按五十万元计算；情节严重的，吊销药品注册证书，直至吊销药品生产许可证等。

生产、销售的疫苗属于假药，或者生产、销售的疫苗属于劣药且情节严重的，由省级以上人民政府药品监督管理部门对法定代表人、主要负责人、直接负责的主管人员和关键岗位人员以及其他责任人员，没收违法行为发生期间自本单位所获收入，并处所获收入一倍以上十倍以下的罚款，终身禁止从事药品生产经营活动，由公安机关处五日以上十五日以下拘留。

第八十一条　有下列情形之一的，由省级以上人民政府药品监督管理部门没收违法所得和违法生产、销售的疫苗以及专门用于违法生产疫苗的原料、辅料、包装材料、设备等物品，责令停产停业整顿，并处违法生产、销售疫苗货值金额十五倍以上五十倍以下的罚款，货值金额不足五十万元的，按五十万元计算；情节严重的，吊销药品相关批准证明文件，直至吊销药品生产许可证等，对法定代表人、主要负责人、直接负责的主管人员和关键岗位人员以及其他责任人员，没收违法行为发生期间自本单位所获收入，并处所获收入百分之五十以上十倍以下的罚款，十年内直至终身禁止从事药品生产经营活动，由公安机关处五日以上十五日以下拘留：

（一）申请疫苗临床试验、注册、批签发提供虚假数据、资料、样品或者有其他欺骗行为；

（二）编造生产、检验记录或者更改产品批号；

（三）疾病预防控制机构以外的单位或者个人向接种单位供应疫苗；

（四）委托生产疫苗未经批准；

（五）生产工艺、生产场地、关键设备等发生变更按照规定应当经批准而未经批准；

（六）更新疫苗说明书、标签按照规定应当经核准而未经核准。

第八十二条　除本法另有规定的情形外，疫苗上市许可持有人或者其他单位违反药品相关质量管理规范的，由县级以上人民政府药品监督管理部门责令改正，给予警告；拒不改正的，处二十万元以上五十万元以下的罚款；情节严重的，处五十万元以上三百万元以下的罚款，责令停产停业整顿，直至吊销药品相关批准证明文件、药品生产许可证等，对法定代表人、主要负责人、直接负责的主管人员和关键岗位人员以及其他责任人员，没收违法行为发生期间自本单位所获收入，并处所获收入百分之五十以上五倍以下的罚款，十年内直至终身禁止从事药品生产经营活动。

第八十三条　违反本法规定，疫苗上市许可持有人有下列情形之一的，由省级以上人民政府药品监督管理部门责令改正，给予警告；拒不改正的，处二十万元以上五十万元以下的罚款；情节严重的，责令停产停业整顿，并处五十万元以上二百万元以下的罚款：

（一）未按照规定建立疫苗电子追溯系统；

（二）法定代表人、主要负责人和生产管理负责人、质量管理负责人、质量受权人等关键岗位人员不符合规定条件或

者未按照规定对其进行培训、考核;

（三）未按照规定报告或者备案;

（四）未按照规定开展上市后研究，或者未按照规定设立机构、配备人员主动收集、跟踪分析疑似预防接种异常反应;

（五）未按照规定投保疫苗责任强制保险;

（六）未按照规定建立信息公开制度。

第八十四条　违反本法规定，批签发机构有下列情形之一的，由国务院药品监督管理部门责令改正，给予警告，对主要负责人、直接负责的主管人员和其他直接责任人员依法给予警告直至降级处分:

（一）未按照规定进行审核和检验;

（二）未及时公布上市疫苗批签发结果;

（三）未按照规定进行核实;

（四）发现疫苗存在重大质量风险未按照规定报告。

违反本法规定，批签发机构未按照规定发给批签发证明或者不予批签发通知书的，由国务院药品监督管理部门责令改正，给予警告，对主要负责人、直接负责的主管人员和其他直接责任人员依法给予降级或者撤职处分;情节严重的，对主要负责人、直接负责的主管人员和其他直接责任人员依法给予开除处分。

第八十五条　疾病预防控制机构、接种单位、疫苗上市许可持有人、疫苗配送单位违反疫苗储存、运输管理规范有关冷链储存、运输要求的，由县级以上人民政府药品监督管理部门责令改正，给予警告，对违法储存、运输的疫苗予以销毁，没收违法所得；拒不改正的，对接种单位、疫苗上市许可持有人、疫苗配送单位处二十万元以上一百万元以下的罚款；情节严重的，对接种单位、疫苗上市许可持有人、疫苗配送单位处违法储存、运输疫苗货值金额十倍以上三十倍以下的罚款，货值金额不足十万元的，按十万元计算，责令疫苗上市许可持有人、疫苗配送单位停产停业整顿，直至吊销药品相关批准证明文件、药品生产许可证等，对疫苗上市许可持有人、疫苗配送单位的法定代表人、主要负责人、直接负责的主管人员和关键岗位人员以及其他责任人员依照本法第八十二条规定给予处罚。

疾病预防控制机构、接种单位有前款规定违法行为的，由县级以上人民政府卫生健康主管部门对主要负责人、直接负责的主管人员和其他直接责任人员依法给予警告直至撤职处分，责令负有责任的医疗卫生人员暂停一年以上十八个月以下执业活动；造成严重后果的，对主要负责人、直接负责的主管人员和其他直接责任人员依法给予开除处分，并可以吊销接种单位的接种资格，由原发证部门吊销负有责任的医疗卫生人员的执业证书。

第八十六条　疾病预防控制机构、接种单位、疫苗上市许可持有人、疫苗配送单位有本法第八十五条规定以外的违反疫苗储存、运输管理规范行为的，由县级以上人民政府药品监督管理部门责令改正，给予警告，没收违法所得；拒不改正的，对接种单位、疫苗上市许可持有人、疫苗配送单位处十万元以上三十万元以下的罚款；情节严重的，对接种单位、疫苗上市许可持有人、疫苗配送单位处违法储存、运输疫苗货值金额三倍以上十倍以下的罚款，货值金额不足十万元的，按十万元计算。

疾病预防控制机构、接种单位有前款规定违法行为的，县级以上人民政府卫生健康主管部门可以对主要负责人、直接负责的主管人员和其他直接责任人员依法给予警告直至撤职处分，责令负有责任的医疗卫生人员暂停六个月以上一年以下执业活动；造成严重后果的，对主要负责人、直接负责的主管人员和其他直接责任人员依法给予开除处分，由原发证部门吊销负有责任的医疗卫生人员的执业证书。

第八十七条　违反本法规定，疾病预防控制机构、接种单位有下列情形之一的，由县级以上人民政府卫生健康主管部门责令改正，给予警告，没收违法所得；情节严重的，对主要负责人、直接负责的主管人员和其他直接责任人员依法给予警告直至撤职处分，责令负有责任的医疗卫生人员暂停一年以上十八个月以下执业活动；造成严重后果的，对主要负责人、直接负责的主管人员和其他直接责任人员依法给予开除处分，由原发证部门吊销负有责任的医疗卫生人员的执业证书：

（一）未按照规定供应、接收、采购疫苗；

（二）接种疫苗未遵守预防接种工作规范、免疫程序、疫苗使用指导原则、接种方案；

（三）擅自进行群体性预防接种。

第八十八条　违反本法规定，疾病预防控制机构、接种单位有下列情形之一的，由县级以上人民政府卫生健康主管部门责令改正，给予警告；情节严重的，对主要负责人、直接负责的主管人员和其他直接责任人员依法给予警告直至撤职处分，责令负有责任的医疗卫生人员暂停六个月以上一年以下执业活动；造成严重后果的，对主要负责人、直接负责的主管人员和其他直接责任人员依法给予开除处分，由原发证部门吊销负有责任的医疗卫生人员的执业证书：

（一）未按照规定提供追溯信息；

（二）接收或者购进疫苗时未按照规定索取并保存相关证明文件、温度监测记录；

（三）未按照规定建立并保存疫苗接收、购进、储存、配送、供应、接种、处置记录；

（四）未按照规定告知、询问受种者或者其监护人有关情况。

第八十九条　疾病预防控制机构、接种单位、医疗机构未按照规定报告疑似预防接种异常反应、疫苗安全事件等，或者未按照规定对疑似预防接种异常反应组织调查、诊断等的，由县级以上人民政府卫生健康主管部门责令改正，给予警告；情节严重的，对接种单位、医疗机构处五万元以上五十万元以下的罚款，对疾病预防控制机构、接种单位、医疗机构的主要负责人、直接负责的主管人员和其他直接责任人员依法给予警告直至撤职处分；造成严重后果的，对主要负责人、直接负责的主管人员和其他直接责任人员依法给予开除处分，由原发证部门吊销负有责任的医疗卫生人员的执业证书。

第九十条　疾病预防控制机构、接种单位违反本法规定收取费用的，由县级以上人民政府卫生健康主管部门监督其将违法收取的费用退还给原缴费的单位或者个人，并由县级以上人民政府市场监督管理部门依法给予处罚。

第九十一条　违反本法规定，未经县级以上地方人民政府卫生健康主管部门指定擅自从事免疫规划疫苗接种工作、从事非免疫规划疫苗接种工作不符合条件或者未备案的，由县级以上人民政府卫生健康主管部门责令改正，给予警告，没收违法所得和违法持有的疫苗,责令停业整顿,并处十万元以上一百万元以下的罚款,对主要负责人、直接负责的主管人员和其他直接责任人员依法给予处分。

违反本法规定,疾病预防控制机构、接种单位以外的单位或者个人擅自进行群体性预防接种的,由县级以上人民政府卫生健康主管部门责令改正,没收违法所得和违法持有的疫苗,并处违法持有的疫苗货值金额十倍以上三十倍以下的罚款,货值金额不足五万元的,按五万元计算。

第九十二条 监护人未依法保证适龄儿童按时接种免疫规划疫苗的,由县级人民政府卫生健康主管部门批评教育,责令改正。

托幼机构、学校在儿童入托、入学时未按照规定查验预防接种证,或者发现未按照规定接种的儿童后未向接种单位报告的,由县级以上地方人民政府教育行政部门责令改正,给予警告,对主要负责人、直接负责的主管人员和其他直接责任人员依法给予处分。

第九十三条 编造、散布虚假疫苗安全信息,或者在接种单位寻衅滋事,构成违反治安管理行为的,由公安机关依法给予治安管理处罚。

报纸、期刊、广播、电视、互联网站等传播媒介编造、散布虚假疫苗安全信息的,由有关部门依法给予处罚,对主要负责人、直接负责的主管人员和其他直接责任人员依法给予处分。

第九十四条　县级以上地方人民政府在疫苗监督管理工作中有下列情形之一的，对直接负责的主管人员和其他直接责任人员依法给予降级或者撤职处分；情节严重的，依法给予开除处分；造成严重后果的，其主要负责人应当引咎辞职：

（一）履行职责不力，造成严重不良影响或者重大损失；

（二）瞒报、谎报、缓报、漏报疫苗安全事件；

（三）干扰、阻碍对疫苗违法行为或者疫苗安全事件的调查；

（四）本行政区域发生特别重大疫苗安全事故，或者连续发生重大疫苗安全事故。

第九十五条　药品监督管理部门、卫生健康主管部门等部门在疫苗监督管理工作中有下列情形之一的，对直接负责的主管人员和其他直接责任人员依法给予降级或者撤职处分；情节严重的，依法给予开除处分；造成严重后果的，其主要负责人应当引咎辞职：

（一）未履行监督检查职责，或者发现违法行为不及时查处；

（二）擅自进行群体性预防接种；

（三）瞒报、谎报、缓报、漏报疫苗安全事件；

（四）干扰、阻碍对疫苗违法行为或者疫苗安全事件的调查；

（五）泄露举报人的信息；

（六）接到疑似预防接种异常反应相关报告，未按照规定组织调查、处理；

（七）其他未履行疫苗监督管理职责的行为，造成严重不良影响或者重大损失。

第九十六条 因疫苗质量问题造成受种者损害的，疫苗上市许可持有人应当依法承担赔偿责任。

疾病预防控制机构、接种单位因违反预防接种工作规范、免疫程序、疫苗使用指导原则、接种方案，造成受种者损害的，应当依法承担赔偿责任。

第十一章 附 则

第九十七条 本法下列用语的含义是：

免疫规划疫苗，是指居民应当按照政府的规定接种的疫苗，包括国家免疫规划确定的疫苗，省、自治区、直辖市人民政府在执行国家免疫规划时增加的疫苗，以及县级以上人民政府或者其卫生健康主管部门组织的应急接种或者群体性预防接种所使用的疫苗。

非免疫规划疫苗，是指由居民自愿接种的其他疫苗。

疫苗上市许可持有人，是指依法取得疫苗药品注册证书和药品生产许可证的企业。

第九十八条　国家鼓励疫苗生产企业按照国际采购要求生产、出口疫苗。

出口的疫苗应当符合进口国（地区）的标准或者合同要求。

第九十九条　出入境预防接种及所需疫苗的采购，由国境卫生检疫机关商国务院财政部门另行规定。

第一百条　本法自 2019 年 12 月 1 日起施行。